家有内科医生
远离痛风

杨艳春◎主编

叶涛◎副主编

黑龙江科学技术出版社
HEILONGJIANG SCIENCE AND TECHNOLOGY PRESS

图书在版编目（CIP）数据

家有内科医生 . 远离痛风 / 杨艳春主编 . -- 哈尔滨：
黑龙江科学技术出版社，2018.5
（家有良医）
ISBN 978-7-5388-9601-5

Ⅰ . ①家… Ⅱ . ①杨… Ⅲ . ①痛风－防治 Ⅳ .
① R5

中国版本图书馆 CIP 数据核字 (2018) 第 058643 号

家有内科医生 远离痛风
JIA YOU NEIKE YISHENG YUANLI TONGFENG

作　　者	杨艳春	
项目总监	薛方闻	
责任编辑	徐洋	
策　　划	深圳市金版文化发展股份有限公司	
封面设计	深圳市金版文化发展股份有限公司	
出　　版	黑龙江科学技术出版社	

地址：哈尔滨市南岗区公安街 70-2 号　邮编：150007
电话：（0451）53642106　传真：（0451）53642143
网址：www.lkcbs.cn

发　　行	全国新华书店
印　　刷	深圳市雅佳图印刷有限公司
开　　本	685 mm × 920 mm　1/16
印　　张	13
字　　数	180 千字
版　　次	2018 年 5 月第 1 版
印　　次	2018 年 5 月第 1 次印刷
书　　号	ISBN 978-7-5388-9601-5
定　　价	39.80 元

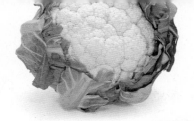
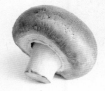
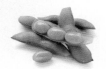

目录
CONTENTS

Part1 防治痛风，从了解它开始

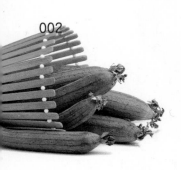

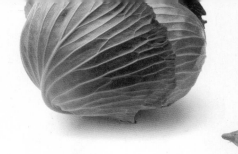

002

Part2 治疗痛风，中西医各有妙方

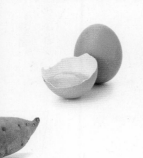
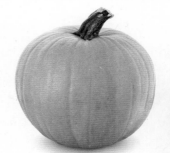
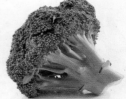

Part3 痛风饮食，别忽略了这些

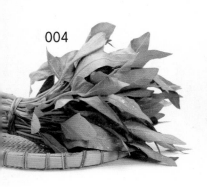

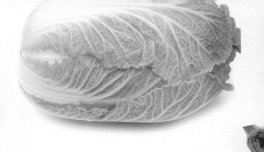

Part4 吃对食物，让嘌呤不再紊乱

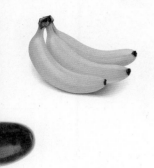
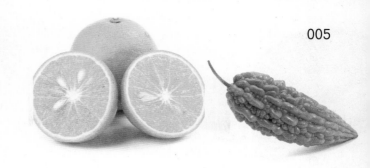

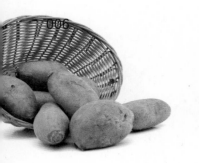

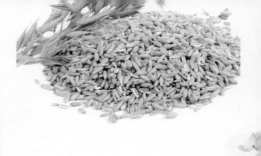

Part5 选对药材，让嘌呤不再紊乱

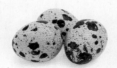
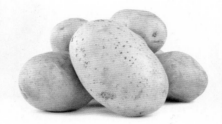
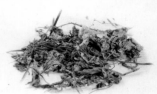

Part6 这些食物，痛风患者不宜吃

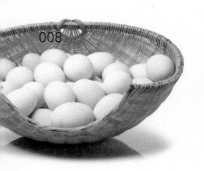

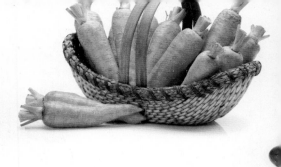

Part7 穴位外治，早日恢复健康

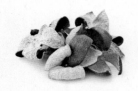
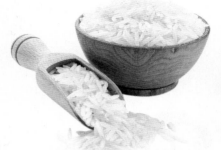
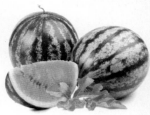

Part8 生活防护，运动锻炼不能少

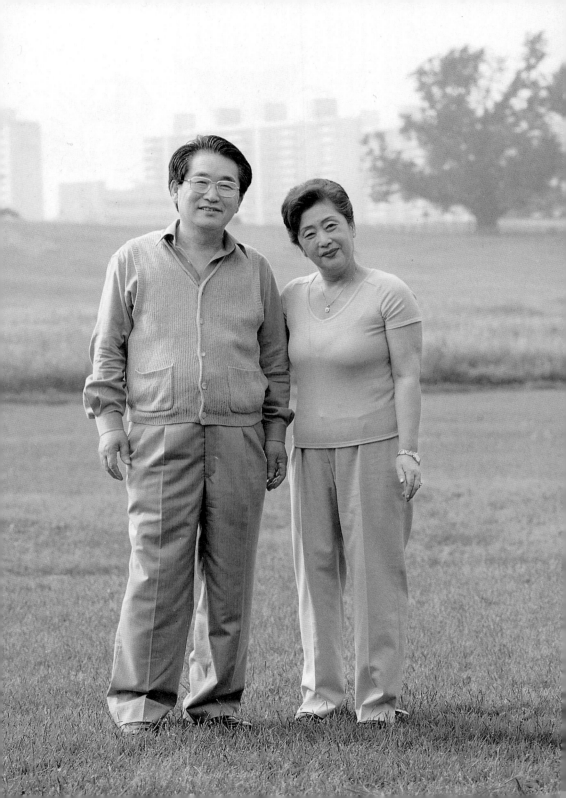

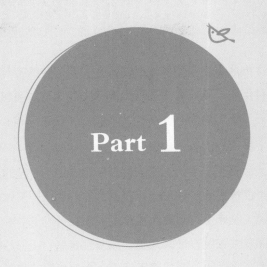

Part 1

防治痛风，
从了解它开始

痛风一直是难以解决的疾病之一，痛风患者的数量也在逐年增加，患病人群也逐渐年轻化。可以说，了解痛风疾病的基础知识、正确认识痛风已经成为我们急需解决的问题了。而如何预防和治疗痛风疾病也渐渐成为广大群众需要了解的知识。本章旨在帮助读者认识痛风，进而做好痛风疾病的防治。

中西医学对痛风的研究

痛风是由于遗传性或获得性病因导致嘌呤代谢紊乱或血尿酸值持续升高引发的一种疾病。临床特点表现为高尿酸血症及其引起的痛风性急性关节炎反复发作、痛风石沉积、痛风石性慢性关节炎及关节畸形等。

高尿酸血症是痛风最重要的生化基础，但并不是痛风的同义词，只有发展为炎症性关节炎或形成痛风石才能称为痛风。临床上可将痛风和高尿酸血症分为原发性和继发性两大类。原发性者病因大多未阐明，属多基因遗传，少数是由于酶缺陷引起，常伴有高脂血症、糖尿病、高血压、肥胖、冠心病及动脉硬化等。

继发性者是由白血病和肿瘤化疗引起的组织细胞核内核酸大量分解，或由于体内有多量酮酸生成而抑制尿酸从尿中排泄，或因肾功能衰竭使尿酸排泄减少，或由于各种药物，如双氢克尿噻抑制肾小管排泄尿酸所造成。该病常累及肾脏，引起尿酸性肾结石和慢性间质性肾炎，甚至造成急性肾功能衰竭。此外，痛风性关节炎相关的疼痛和功能障碍可显著降低生活质量，导致沉重的心理和经济负担。

✚ 西医对痛风的研究

痛风作为最古老的疾病之一，由埃及人在公元前 2640 年首次提出。因为它与食用丰富的食物种类和消费过量的酒精饮料有关，西方历史上众多著名的帝王将相都患有此病，所以人们又把痛风叫作"帝王病"。

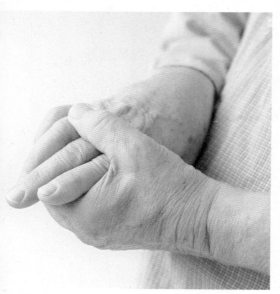

时间	对痛风的研究成果
17 世纪	托马斯·西德汉姆（Thomas Sydenham）以患痛风 34 年的亲身体会，首次对痛风的临床症状进行详细描述。
18 世纪 70 年代	舍勒（Scheele）发现痛风患者的肾结石由尿酸所组成；伍拉斯顿（Woolaston）从痛风石中分离出尿酸，从此尿酸被认为是痛风病的重要病理因素。
19 世纪 50 年代	加罗德（Garrod）提出将尿酸测定作为诊断痛风的特殊实验室检查；费雪（Fisher）进一步阐明尿酸的化学结构，确定尿酸是嘌呤代谢的最终产物。
20 世纪 60 年代	人们研究 Lesch-Nyhan 综合征（自毁容貌综合征）的发现，进一步揭示了痛风和嘌呤代谢酶，次黄嘌呤 - 鸟嘌呤磷酸核糖转移酶的关系。
20 世纪 80 年代	临床医生发现了一种新的现象，并将之称为"细胞能量危机标记"，常见于癫痫持续状态、长期大量饮酒者、肝糖原沉积症 I 型及监护病房中某些特别病重者，如急性心肌梗死的患者中发现痛风患者的高尿酸血症存在一个共同的发病机制，即 ATP 分解加速。当过多的 ATP 分解后，其分解产物 AMP 的增加可通过去磷酸化形成腺苷和经脱氨基形成次黄嘌呤核苷酸两条途径使尿酸生成增多，最终产生痛风。

✚中医对痛风的研究

痛风大致属于中医痹证范畴，《黄帝内经·素问》中记载"风寒湿三气杂至，合而为痹也。其风气胜者为行痹，寒气胜者为痛痹，湿气胜者为着痹也"，将痹证的致病因素归为风、寒、湿邪三种，再按照风、寒、湿三者谁占主导的情况分为行痹、痛痹、着痹三种。其中人体肢体的痹证表现对应西医疾病主要有痛风、风湿性关节炎、骨性关节炎等。

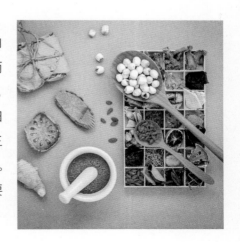

时间	对痛风的研究成果
汉代	张仲景曾在《金匮要略·中风历节病脉证并治》中描述痛风病"汗出入水中，如水伤心，历节黄汗出，故曰历节""盛人脉涩小，短气，自汗出，历节疼，不可伸屈，此皆饮酒汗出当风所致""风湿相搏，骨节疼烦，掣痛不得伸屈，近之则痛剧"，其中"历节"即为一种特殊顽固性痹证，以关节疼痛畸形为主要特征，其症状特点与痛风性关节炎极为相似，并认为此类患者多为"盛人"，即体胖之人，水湿伤及血脉所致。
南北朝	陶弘景的《名医别录·上品》记载："独活，微温，无毒。主治诸贼风，百节痛风无久新者。"可见当时的医家认为痛风是关节疾病的一种病理表现，而且是由于邪风侵袭导致的。
隋朝	巢元方在《诸病源候论》记载："脚下有结物，牢卯如石，痛如锥刀所刺。""此由肾经虚，风毒之气伤之，与血气相击，故痛而结卯不散""饮酒当风，汗出入水，遂成斯疾，久而不愈，令人骨节蹉跌为癫病者。"认识到痛风日久会产生石状结节，并将病因归为肾虚、风邪、饮酒等因素。
元朝	中医名家朱丹溪除了认识到痛风是一种骨与关节疼痛的疾病之外，还对痛风进行了深入的研究，他在《格致余论》《丹溪手镜》《丹溪心法》《丹溪摘玄》四部著作中，详细描述了痛风发病的临床症状、病理变化、诊治等内容，形成一套较完整的朱丹溪痛风学说，对痛风病机的阐释和临床治疗手段在现代医学的痛风性关节炎的诊治上也有着现实意义。
明朝	张景岳在《景岳全书》中认为"外是阴寒水湿，今湿邪袭人皮肉筋脉，内由平素肥甘过度，湿壅下焦，寒与湿邪相结郁而化热，停留肌肤……病变部位红肿潮热，久则骨蚀"，指出痛风的发病与日常过度摄入含脂肪及糖类较高的食物有关。
近代	朱良春提出痛风的发生与浊毒长期留存在血液里不得及时排出体外有关，浊毒累积，再加上风、寒、湿邪的影响，经络受到诸塞后，骨头关节疼痛便进一步加剧，产生痛风结节。 奚九一提出"脾肾两虚、内湿致痹"的观点，认为痛风的发生有内、外两方面因素，高尿酸血症主要和湿邪瘀积在血液中有关，带有湿邪的血液长期流经关节会发展成痛风性关节炎。 钟世耀在临床上观察到由于体质不同，痛风的发病、病理变化、预后转归便不同，认为痛风有宿根，与遗传有关。

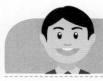

初步了解痛风

对于痛风患者或潜在发作人群而言，了解痛风是什么、痛风的表现形式及痛风的危害是非常重要的。因为这可以帮助人们更好地认识痛风，并采取相应的措施去预防痛风。

✚ 痛风是怎么个痛法

讲到痛风，不少患者便会不由得眉头紧锁，就像发病了一样，痛风二字便能让他们想起那苦不堪言的疼痛。痛风，痛风，可见"疼痛"是这一疾病最主要的症状表现。那么痛风究竟是怎么个痛法？我们应该怎么办？

近代研究痛风的学者托马斯·西德汉姆，以自身罹患痛风 34 年的体会，曾对痛风做过这样的描述：

"痛风患者刚刚入睡的时候，一切平和，能够安然入睡。但是正是半夜安眠的时候，突然脚趾开始剧痛，然后惊醒。脚趾的疼痛随后又波及了脚跟、脚踝、脚背的各个地方，疼痛难忍。就好像自己的关节错位了，又好像脚先是被浸在冰冷的水中，冷到极点又好像被火烧一样。一开始的时候还可以忍耐，但是这个疼痛不是痛一会儿停一会儿，而是一直持续地痛，且越来越剧烈。这个时候凡是一点轻微的震动都会增加患者的痛苦，难以忍受……"

也有患者曾将痛风的痛分为几级，虽然不正规，但是这样一分形象而生动，在这里与各位读者朋友共享。

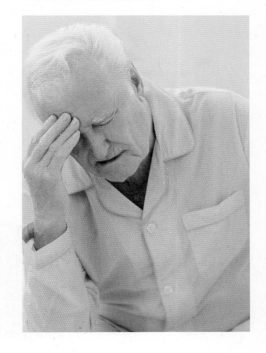

一级疼痛	轻微的疼痛，对生活没有什么影响。
二级疼痛	较痛，走路的时候感到难受。
三级疼痛	很痛，要扶着桌子才能走路。
四级疼痛	疼痛强烈，下半身几乎动不得，上半身忍痛可以活动一下。
五级疼痛	疼痛剧烈，全身由于剧痛而动弹不得，一动就痛。

　　疼痛的时候，大家会自然而然地想到吃止痛药，在这里提醒大家切勿随便用药。药物多有耐药性，如若一痛就吃止痛药，之后疾病加重、疼痛加剧的时候，止痛药起不了作用，那就真的是活活遭罪了。而且阿司匹林、扑热息痛等止痛药，还可能诱发高尿酸血症，加重病情。因此，我们要在疾病症状初显时及时就医，并遵从医嘱用药，平时在生活中应多注意锻炼身体，在饮食上也要有所节制，对于高嘌呤的食物应少吃。

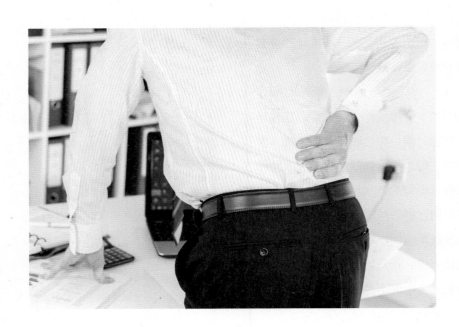

➕痛风的危害

痛风对身体会造成多种危害，主要包括两大方面，一方面表现在其具体的症状上，另一方面则表现在其并发症上。

痛风的危害表现在其症状上

关节受损或功能障碍：痛风的反复发作会造成慢性痛风性关节炎，关节局部营养缺失，使关节部位受损或受到严重的侵蚀，出现关节功能障碍，导致患者行动不便，严重者可能会出现骨折。

痛风石的出现：患者长期伴有高尿酸，且尿酸难以排出体外，导致尿酸盐在关节部位沉积，当沉积到一定的量时便会出现痛风石。并且随着病程的增加，痛风石会越来越大、越积越多，给痛风患者带来诸多伤害。

痛风的危害表现在其并发症上

诱发高血压：痛风患者大多较为肥胖，体内蓄积过多脂肪，容易导致动脉硬化，进而引发高血压。

诱发冠心病：血尿酸增高可引起尿酸结晶在冠状动脉壁上发生沉积，引起冠状动脉损伤，易发生动脉硬化，导致血液无法正常循环，从而引发冠心病。尤其是原本就患有高血脂的痛风患者出

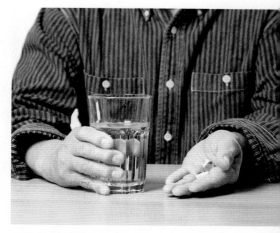

现心脏疾病的风险更高。

诱发高血脂：痛风的发生往往与大量饮酒有关，而大量饮酒最容易引起血脂代谢紊乱，导致三酰甘油升高。另外，痛风患者还喜食高脂肪、高能量的食物，是导致高血脂的重要因素。

诱发糖尿病：痛风患者发生糖尿病的概率比正常人高 2～3 倍。痛风容易诱发糖尿病除了与痛风患者存在的肥胖、营养过剩及不喜欢运动等因素有直接关系外，还与痛风患者体内尿酸高有密切的关系。尿酸值高的患者往往血糖值也较高。

诱发肾病：痛风患者最易受损的内脏器官就是肾脏。痛风如果一直没有得到有效的治疗，会使过多的尿酸盐结晶沉淀在肾脏内，最终形成痛风性肾病，或引起肾功能障碍。

✚ 痛风的易发人群

❶ 有痛风家族史者。痛风是一种遗传缺陷性疾病，具有明显的遗传倾向，有痛风家族史者易患痛风，且年龄越小的痛风患者因遗传因素而致病的可能性越大。

❷ 肥胖者。肥胖者易患痛风，尤其是不爱运动、进食肉类和蛋白质较多、营养过剩的肥胖者。

❸ 酗酒者。酒类饮品，尤其是啤酒本身含有高嘌呤物质，酒精还可促进嘌呤分解，使血尿酸升高；特别是空腹饮酒，会导致血乳酸和酮体浓度升高，使尿酸排泄减少，易引发痛风。

❹ 应酬多的人。这类人群一次性进食大量肉类尤其是动物内脏、海鲜等高嘌呤食物，会使血尿酸水平升高，易导致痛风。高嘌呤食物和酒精同食，更易导致痛风。社会应酬较多者和脑力劳动者易患痛风。

❺ 男性。痛风"重男轻女"，因男性多好酒，爱吃富含嘌呤、蛋白质的食物，且女性体内的雌激素有促进肾脏排泄尿酸及抑制关节炎发作的作用，所以男性比女性更易患痛风。男女发病比例为 20 ∶ 1，而且女性患痛风几乎都是在绝经以后。

❻ 患某些疾病的人群。如肾结石、高血压、冠心病、糖尿病、动脉硬化等疾病均可能诱发痛风。

❼ 服用某些药物的人。如服用利尿剂、小剂量水杨酸、滥用泻药的人，都会导致体内血尿酸增高，诱发痛风。

❽ 中老年人。中老年人比年轻人易患痛风。男性痛风起病年龄一般在 45 岁左右，女性则在更年期后。但由于生活水平的普遍提高，饮食结构的变化，以及生活方式的改变，痛风患者逐渐趋向低龄化，不到 40 岁的痛风患者也很常见。

❾ 贪食肉类的人。进食高嘌呤饮食过多的人易患痛风，贪食肉类的人比素食的人易患痛风。

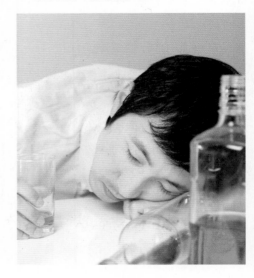

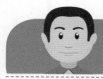

引起痛风的因素

"冰冻三尺，非一日之寒"，痛风的发作也不是一天造成的，而是由于各种原因的累积，最终暴发引起的。了解了引起痛风的因素有哪些，才能在日后的生活中更好地预防痛风发作，同时了解了原因也才能有针对性地治疗。

✚ 尿酸

尿酸是人体新陈代谢的一种产物，血液中尿酸长期增高是痛风发病的关键原因。人体尿酸的来源主要有内源性尿酸和外源性尿酸两种。内源性尿酸是人体内蛋白质分解代谢产生的核酸和其他嘌呤类化合物，经一些酶的作用生成的；外源性尿酸是食物中所含的嘌呤类化合物、核酸及核蛋白成分与酶作用后而生成的。

尿酸的生成是一个复杂的过程，其中需要一些酶的参与。这些酶又分为促进尿酸合成的酶和抑制尿酸合成的酶两大类。由于各种因素导致这些酶的活性异常，如促进尿酸合成酶的活性增强、抑制尿酸合成酶的活性减弱等，从而导致尿酸生成过多；或是由于各种因素导致肾脏排泌尿酸的功能出现障碍，使尿酸在血液中聚积，产生高尿酸血症，引起关节炎、皮下痛风结石、肾脏结石或痛风性肾病等一系列临床表现。

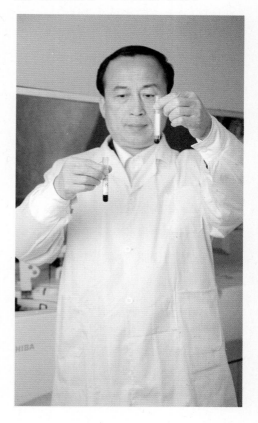

高尿酸血症是指 37℃时血清中尿酸含量男性超过 416μmol/L (7.0mg/dl); 女性超过 357μmol/L(6.0mg/dl)。这个浓度为尿酸在血液中的饱和浓度，超过此浓度时尿酸盐即可沉积在组织中，造成痛风组织学改变。

（注：女性尿酸的正常参考值比男性低 60 ~ 70μmol/L，通常要到停经后尿酸值才逐渐上升，并接近成年男性的数值。）

正常情况下，体内的尿酸大约有 1200mg，每天新生成约 600mg，同时排泄掉 600mg，处于平衡的状态。但如果体内产生尿酸过多来不及排泄或者尿酸排泄机制退化，则体内尿酸潴留过多。当血液尿酸浓度大于 7mg/dl，就会导致人体体液变酸，影响人体细胞的正常功能，长期置之不理将会引发痛风。

正常人体内尿酸的生成与排泄速度较恒定。体液中尿酸含量变化，可充分反映出人体内代谢、免疫等功能的状况。

✚ 嘌呤

嘌呤是人体细胞必需的一种有用物质，主要以嘌呤核苷酸的形式存在，在调节代谢及组成辅酶等方面起着十分重要的作用。嘌呤在人体内经过氧化而变成尿酸，如果体内嘌呤过多，就会合成大量的尿酸。当摄入较多高嘌呤的食物，如海鲜、啤酒、动物内脏等，而体内嘌呤的代谢功能发生紊乱时就会导致血液里尿酸过多，从而引发痛风。

✚ 饮食

有些人由于工作繁忙，常常忘记了吃饭，经常缺这一顿缺那一顿，虽然短时间的用餐时间可能为你争取了一些工作时间，但是长期下来，却是用你的健康来埋单。也有些人觉得生活就是要享受，不顾饮食营养的均衡，常常只吃大鱼大肉，这样食用了太多嘌呤含量高的食物，如海鲜、动物内脏等，使体内的尿酸含量过高，导致尿酸结晶在体内沉积。

五谷杂粮类、蔬菜水果类、畜禽蛋类、水产海鲜类是构成我们日常饮食缺一不可的食物来源，我们应该注意饮食均衡，而不是只偏好某一类食物，便只吃那一类食物，而不顾其他食物的摄取，这样只会伤害我们自己。

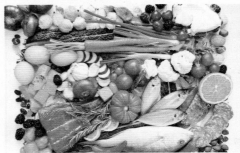

✚ 心理

　　生活中的压力无处不在，有些人说，有压力才有动力，才能更好地进步发展。但也有些人会受限于压力，常常被压力压得喘不过气，长期沉浸于这样的氛围里，会导致身心疾病的发生。

　　也有些人遇事找不到解决方法就会暴躁或者抑郁，不懂得怎么调节自己的心理、情绪问题，不良的情绪和精神状态容易导致内分泌失调，直接影响嘌呤和尿酸的代谢，从而引发疾病。

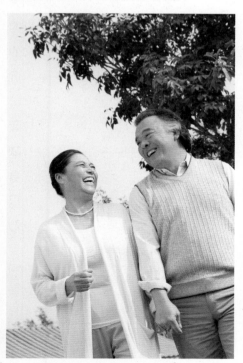

✚ 生活

　　长时间生活没有规律，比如熬夜、睡懒觉、早晚颠倒，作息时间随性而为，毫无规律，均容易使人体生物钟正常的节奏被打乱，加重体质酸性化，使体内的尿酸代谢失衡，从而导致痛风发生。

　　而且如果不注意睡眠，长时间休息不足，人体的免疫力会有所下降，使疾病加重。赖床睡懒觉则会使人不喜欢运动，长时间地躺着或坐着，没有适当的运动，机体的免疫力也会有所下降，容易生病。

✚ 环境

　　一般物质的溶解多为温度越高，溶解得越彻底，血尿酸也一样。当关节部位长时间地处于阴冷潮湿的环境中，就会加速关节尿酸的沉积。此外，关节受凉还会导致血管痉挛收缩，使血液循环不良，从而引发痛风。

✚ 遗传

　　一般来说痛风属于后天生成的疾病，但是也有少数原发性痛风会通过遗传传给下一代，原发性痛风除少数由于酶缺陷引起外，大多病因尚未明确。

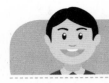

痛风的自我检测表

　　运动能使身体关节保持润滑和灵活，进而缓解关节和肌肉疼痛；运动还能促进人体的新陈代谢，使脂肪组织里的游离脂肪酸被消耗，从而使血尿酸值逐渐下降，并能增强人体的体质，提高免疫力，对防治痛风十分有帮助。

你离痛风多远——痛风风险自测小问卷		
1. 您的性别？	A 女	B 男
2. 您的年龄？	A 45 岁以下	B 45 岁以上
3. 您是否患有慢性疾病，如高血脂、高血压、糖尿病、慢性肾病、动脉粥样硬化等？	A 无 B 患有其中一项或患有其中多项疾病	
4. 您的饮食结构与下列哪种最接近？	A 素荤搭配，以素食为主，如粮谷类主食、水果、蔬菜，很少吃海鲜、肉类、动物内脏 B 喜欢吃辛辣刺激的食物，经常食用海鲜、肉类、动物内脏	
5. 您的家族中是否曾经有亲属患痛风病？	A 否	B 是
6. 您是否喜欢诸如游泳、爬山、打球等运动？	A 否	B 是
7. 您是否肥胖？	A 否	B 是
8. 您的睡眠时间是否在每天八小时以上？	A 否	B 是
9. 您的职业类型是？	A 白领	B 其他
10. 你是否酗酒？	A 否	B 是

　　注：选 A 得 1 分，选 B 得 2 分，总分超过 15 分者存在较大的患病可能，建议就医及调整生活习惯。

诊断痛风该做的检查

对于痛风患者来说，能否早期发现痛风，及时治疗，是决定预后的关键。掌握痛风的实验室检查内容及指标，可以帮助患者及早进行调整和治疗，对提高疗效、缩短治疗时间、减轻病痛非常有益。

➕ 尿尿酸值

尿尿酸测定是反映肾小管对尿酸的重吸收和分泌功能的一项检查，在临床上可用以判断高尿酸血症是由于尿酸生成过多还是尿酸排泄减少，或是两者兼有。另外，尿尿酸测定对于选择治疗药物及监测治疗效果有一定的指导作用。

在进食低嘌呤饮食5天后，正常人24h尿尿酸测定结果应低于600mg，或常规饮食时24h尿尿酸应小于1000mg。如果血尿酸升高，而24h尿尿酸值小于600mg，则为尿酸排泄不良型，否则可能是产生过多型，严格区别两者对治疗有一定的价值。

检测尿酸时应该注意以下几点：

❶ 首先需明确有无必要做此项检查。患者如有肾功能减退、尿路梗阻、大量肾盂积水、尿潴留、排尿不畅等症状，尿尿酸的测定会受到影响，因此没必要做此项检查。

❷ 留取24h尿液。将第一天早晨7时（将膀胱排空，然后留尿，此时算作24h的起点）直至第二天早晨7

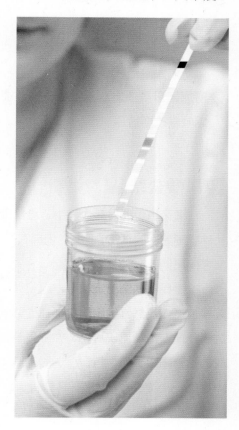

时的尿液（应包括早晨起床时的第一次小便，即晨尿）全部留下，缺一次不可。将全部尿液收集在 1 个容器内，用量杯或其他计量器具计算 24h 的总尿量有多少毫升。然后将所有尿液混匀后，取 200mL 左右尿液送到医院实验室进行 pH 值定性实验及 24h 尿尿酸定量检测。

❸ 留尿前 5 日应停用一切对尿酸排泄有影响的药物，例如阿司匹林、保泰松、利尿剂等，同时避免食用高嘌呤食物。

❹ 留尿前 1 日及留尿当日应避免剧烈运动和大量出汗。

❺ 留尿当日应适当饮水，如有腹泻或呕吐应改期检测。

➕ 尿酸盐结晶

在痛风患者的发病过程中，会出现一种坚硬如石的结节，称为"痛风石"，又名痛风结节。

这是尿酸钠结晶沉积于软组织，引起慢性炎症及纤维组织增生形成的结节肿。痛风石最常见于耳轮，亦多见于脚趾的第一跖趾关节、指、腕、肘及膝关节等处，少数病人可出现在鼻软骨、舌、声带、眼睑、主动脉、心瓣膜和心肌。在关节附近的骨骼中侵入骨质，形成骨骼畸形，或使骨质遭受损毁。这种痛风结节也可在关节附近的滑囊膜、腱鞘与软骨内发现。痛风石大小不一，小的如芝麻，大的如鸡蛋。

一般认为，血尿酸在 0.54mmd/L 以上时，50% 的人患有痛风石。多见于起病后的某个时期，平均为 10 年左右。总之，血尿酸浓度越高，病程越长，发生痛风石的概率就越大。痛风石逐渐增大后，其外表皮肤可能变薄溃破，形成瘘管，排出白色粉笔屑样的尿酸盐结晶物，经久不愈。由于尿酸有抑制细菌的作用，继发感染少见。发生在手足肌腱附近的结石，常常会影响各关节的活动，严重时需进行手术治疗。

➕ 血清尿酸值

目前国内外普遍采用尿酸酶法测定。该法是利用尿酸酶还原尿酸的比色法来测定，特异性较高。据统计，血尿酸值在我国正常男性为 178~416 μmol/L（3~7mg/dl），正常女性为 148.5~356 μmol/L（2.5~6mg/dl）未经治疗的痛风患者血尿酸多数升高，继发性较原发性痛风升高更为明显。

测定血尿酸时应注意以下几点：

❶ 应在清晨空腹状态下抽血送检，必要时在病人抽血前一天避免高嘌呤饮食并禁止饮酒。

❷ 抽血前停用影响尿酸排泄的药物，如水杨酸类药物、降压药及利尿剂等，应至少停药 5 天。

❸ 抽血前应避免剧烈活动，如奔跑或快速登高等。

❹ 由于血尿酸值有时呈波动性，故一次血尿酸测定正常不能完全否定血尿酸增高，如临床表现有可疑处，应重复检查。

✚ 关节滑液

痛风性关节炎病人的滑液量增多，外观呈白色而不透明，黏性低，白细胞数常超过 5.0×10^9／L，中性粒细胞超过 75%。最具特征性的是在偏光显微镜下，可见到被白细胞吞噬的或游离的尿酸盐结晶，该结晶呈针状，并有负性双折光现象，这一现象在关节炎急性期的阳性率为 95%。

关节滑液检查应注意以下几点：

❶ 孕妇不宜。

❷ 放松心情，在医生的安排下进行检查。

✚ X 线检查

早期急性关节炎时，仅受累关节周围软组织肿胀。反复发作时，可在软组织内出现不规则团块状致密影，即痛风结节。在痛风结节内可有钙化影，称为痛风石。痛风石在软骨的沉积可造成软骨破坏、关节间隙狭窄和关节面不规则。

病程较长者，在关节边缘可见偏心性半圆形骨质破坏，较小的似虫噬状，随着病情发展，逐渐向中心扩展，形成穿凿样缺损。

做 X 线检查时应注意以下几点：

❶ 做 X 线检查前 2 天不要服含铁、碘、钠、铋、银等的药物。

❷ 检查前应禁饮食 10 小时以上，如早 8 点开始检查，被检查者在检查前一日晚 10 点后应不再进食和饮水。

❸ 除去有金属性物质的衣物，检查时要处于深吸气的静止状态。

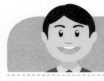

痛风四个分期的调理原则

临床上一般将痛风病程分为四个时期，即无症状高尿酸血症、急性痛风性关节炎、痛风发作间歇期、慢性期，在第二至第四时期有可能发生肾结石。虽然痛风分为四期，但并不表示每位痛风患者都会依序经过这些时期，患者应定期接受身体检查，以便及早发现问题。

✚ 无症状高尿酸血症期

这一阶段仅表现为高尿酸血症。高尿酸血症（HUA）是指在正常嘌呤饮食状态下，非同日两次空腹血尿酸水平男性高于 420μmol/L，女性高于 360μmol/L，即可称为高尿酸血症。儿童期血尿酸的均值是 214μmol/L，在青春期后，男性血清中的尿酸浓度开始增高，而女性血清中的尿酸浓度增高主要在更年期后。

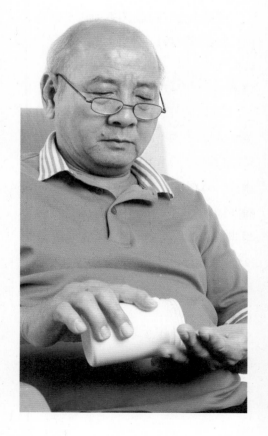

无症状期患者血清中的尿酸浓度会增高，但并未出现关节炎、痛风石或尿酸结石等临床症状。

有很多患者可能终生只是高尿酸血症，而从未引起痛风。有些男性会在青春期出现此种病症，可能与痛风家族史有关，女性则常在停经期才出现。无症状的高尿酸血症可能终生都会存在，但也可能会转变成急性痛风性关节炎或肾结石。临床大多数无症状的高尿酸血症患者会先发生痛风症状，再转变为其他情形，但也要注意，有 10%~40% 的病人会先出现肾结石症状。

无症状高尿酸血症的危险性在于痛风发作，或最终发生肾结石。高尿酸血症患者发生痛风的可能性，大致和血清中尿酸水平增高的程度成正比。据观察，在青春期开始有高尿酸血症的男性，至第一次痛风发作的时间间隔一般为 20~25 年或更长。

一般认为，无症状高尿酸血症无需治疗。但并非可以置之不理，毕竟高尿酸血症是不正常的，持续血尿酸偏高，可能造成尿酸结晶和尿酸盐结晶在肾盂、输尿管或肾小管及肾间质处沉积，损害肾脏，引起肾结石，所以应积极找出引起高血尿酸的原因，以便及早控制病情。如避免可能引起高血尿酸症的高脂肪、高嘌呤及高热量饮食，避免过度疲劳等诱发因素，做好预防措施。

无症状时期的调理以恢复消化功能和代谢功能为主。

限制高嘌呤、高热量、高脂肪、高蛋白食物的摄入： 嘌呤每日摄取量在 150mg 以下。其次，体内热量过多容易引起痛风急性发作，应适量减

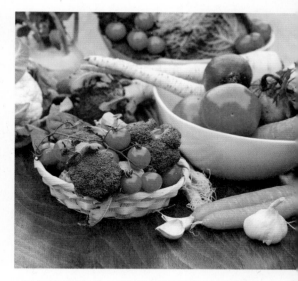

少高热量饮食。采用低脂肪饮食，每日脂肪摄入量控制在 40~50g，避免尿酸升高。蛋白质的摄入量限制在每日每千克体重 1g 左右，以免增加体内尿酸。糖类的摄入量不超过总热量的 50%~60%。多饮用白开水：每日饮水保持在 2000ml 以上，以维持一定的尿量。肾功能不全者，适当饮水。

多吃蔬果类食物： 因长期低嘌呤饮食限制了肉类、动物内脏及豆类的摄入，故应多食用高维生素的食物，如芥菜、花菜、黄瓜、西红柿、洋葱等，以促进组织内的尿酸溶解。多吃碱性食物，特别是碱性蔬菜，既可补充丰富的维生素、无机盐，又能促进尿酸盐的溶解和排泄，如莴笋、白菜、萝卜、香蕉等。

降低尿酸： 降尿酸药物分为两类，一类是促尿酸排泄药，另一类是抑制尿酸生成药，二者均有显著的疗效。为防止用药后血尿酸迅速降低诱发急性关节炎，应从小剂量开始，逐渐加至治疗量，生效后改为维持量，长期服用，使血尿酸维持在 327mmol/L 以下。

✚ 急性痛风性关节炎

急性期以急性关节炎为主要表现。一般而言，多在晚上发作，见剧痛、关节发炎，甚至发热，多见于饮食过量、饮酒、服药、外伤或手术后，有时脚踝扭伤也会引发，尤其是脱水时。

初发时为单关节炎症，一般第一次发作在大脚趾关节处，反复发作则会侵犯多处关节。该阶段的痛风症状表现为脚踝、脚趾、手臂、手指等关节处肿胀、发红，并伴有剧烈疼痛。典型发作者，睡前健康状态良好，午夜痛醒，起病较急，状如刀割和咬噬。起病数分钟至数小时内可见受累关节周围软组织红、肿、热、痛，且伴随发热症状。第二天凌晨疼痛重新加剧，局部皮肤由红色转为蓝紫色，出现凹陷性水肿。

发作者一般体温正常或低热，有时可高达 39℃ 以上，伴有寒战、全身不适、

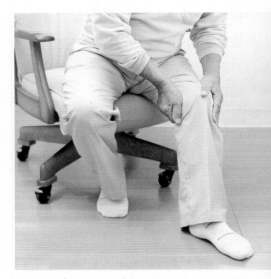

头痛易怒、腹痛、关节肿大、积水、明显多尿等症状，急性期发作后尤为明显。通常持续 3 ～ 20 天，症状逐渐减轻，局部体征好转，消肿，皮肤出现皱纹、脱屑。

痛风常犯部位包括大脚趾、脚背、脚踝、脚跟、膝、腕、手指和肘等部位，但其他部位也会发作。因此，患者应保持高度的警觉性，切勿以为其他部位的疼痛一定不是由痛风所引起的。

急性期的调理以快速缓解疼痛、降尿酸、防止痛风石形成为主。

控制嘌呤、蛋白质、脂肪的摄取： 急性期患者每天嘌呤摄入量应控制在 150mg 以内。每日蛋白质的摄入量应控制在 50 ～ 70g，以牛奶、鸡蛋（特

别是蛋白）、谷类为主要的蛋白质来源，尽量不食或少食肉类。选择低脂饮食，主食以精米面为主，烹调要用植物油。

选择低盐的食物： 饮食应清淡，食用低盐、易消化的食物。盐分会使体内水分潴留，妨碍尿酸排泄，应严格限制，每天食盐摄入量为 2~5g。另外，还需注意饮水，每天饮水 3000ml，以促进尿酸及时排出。

禁止食用刺激性食物及调味品： 忌食浓茶、浓咖啡、酒、巧克力及刺激性饮料等，这些诱发神经兴奋的食物是痛风急性发作的重要因素。

不使用降尿酸药物： 由于急性痛风的发作主要是因为尿酸升高所致，所以在此时期，有些患者急于使用降尿酸的药物，其实这种做法是错误的。当痛风急性发作时，体内促肾上腺皮质素骤然增加，肾脏排尿酸量增多，血尿酸下降，此时再用降尿酸药，血尿酸水平会迅速降低，以致关节内外尿酸水平悬殊，痛风症状反而加重，所以在痛风的急性期不宜给予降尿酸的药物处理。

尽快止痛： 首先，急性痛风发作时应卧床休息，将患肢抬高以减轻疼痛。其次，由于肿胀部位发热剧烈疼痛，也可用冰袋冷敷患处，有助于减轻痛风症状，缓解疼痛。最后，应用秋水仙碱和消炎痛或布洛芬等消炎止痛类的药物进行止痛。

积极配合医生治疗： 痛风急性期处理得当可以迅速地缓解痛风的症状，稳定病情，但痛风的发病根源为尿酸高，所以痛风急性病情稳定之后，患者还要及时到正规的医院接受治疗，纠正尿酸的排泄异常现象。

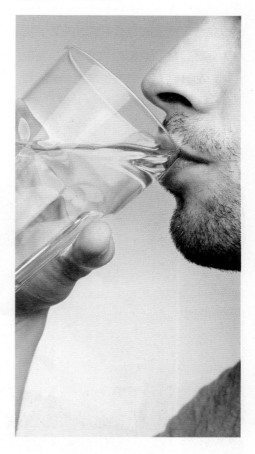

✚痛风发作间歇期

　　两次痛风发作之间的一段静止期称为间歇期，是指病人症状消失的期间，即临床上病人未出现任何症状。发作间歇期长短不等，可能会持续一两天至几周，约 7% 的病人很幸运，他们的痛风会自然消退，不再发作，但大多数病人会在一年内复发。该阶段的痛风症状主要表现是血尿酸浓度偏高。在间歇期，仅根据痛风病史和高尿酸血症还不能诊断为痛风，但抽取跖趾关节液体，如能找到尿酸盐结晶，则对诊断有帮助。

　　大多数患者一生中反复发作多次，某些患者发作一次后再未复发。多数患者的发作间隔为 6 个月至 1 年，少数患者的发作间隔可长达 5~10 年。间歇期的长短与日常保健和治疗的效果有关，未用抗高尿酸血症药物治疗的病人，其发作次数渐趋频繁。病程越是晚期，累及的关节越多，持续时间越长，缓解也越慢。在间歇期，仅根据痛风病史和高尿酸血症诊断出痛风比较困难，但抽取脚趾关节液，如能找到尿酸盐结晶，将有助于较快诊断出痛风。

　　该阶段如果没有采用降尿酸的方法，反复发作后大多发展为多关节性的痛风，后期起病较缓，痛感加重，病程延长，恢复更慢，并伴有发热。

　　痛风间歇期的调理应注重控制血尿酸水平值，防止痛风发作。

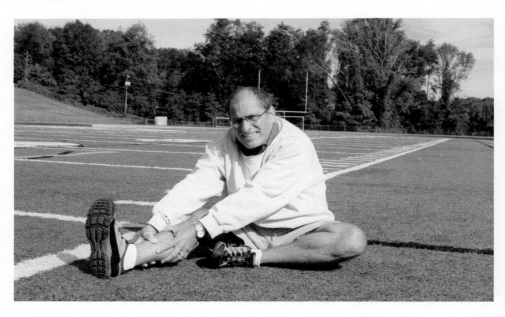

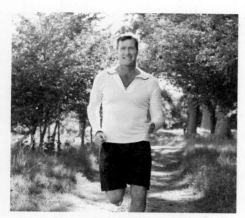

禁止食用嘌呤含量高的食物：合理选用嘌呤含量中等或少量的食物，可适当选择嘌呤含量偏低的肉类和海鲜，且摄入量控制在每日 60 ~ 90g。血尿酸浓度正常时，每周可食用 1~2 次的低嘌呤鱼肉类，如青鱼、鳝鱼等，应采用煮、焯等烹调方法减少鱼肉中的嘌呤含量，弃汤食肉。

其他食物的摄取：蛋奶类、水果类基本与正常人饮食相同，但每日摄入水果的热量应不高于 376.74 千焦。此外，还要多喝水，忌饮酒，使血尿酸值长期控制在正常范围内；控制热量的摄入，保持正常体重。

多做运动，保持愉快心情：间歇期是重要的调整阶段，除了注意饮食结构外，还应进行适量的运动、保持心情愉快，这些对于防范痛风的发作有重要的作用。

➕ 慢性期

这一时期会伴有持续性关节疼痛，同时表现为痛风石、慢性关节炎、尿酸盐结石及痛风性肾病，它们相互影响，形成一个恶性循环。

痛风石

痛风石是尿酸盐沉积于结缔组织而逐渐形成的。它的出现时间在痛风发病后的 3~42 年，平均出现时间为 10 年。

血中的尿酸浓度越高，患病的间歇期越久，沉积的痛风石越多，后期会影响血管与肾，造成严重肾功能衰竭，并造成排泄尿酸异常的恶性循环。

常常沉积痛风石的部位很多，如耳朵、手部、肘部、跟腱、脚踝或脚趾，有时会引起局部溃疡，甚者需进行截除手术。严重者会引起关节变形，足部变形严重时可影响穿鞋。此外，发生肾结石的危险性随血尿酸增高而增加，常引起肾脏病变，肾衰竭后可能需接受血液透析，这也是引起痛风患者死亡的主要原因之一。

慢性关节炎

初期形成的结石较软，表面为红色，内含乳白色液体，其中有尿酸钠结晶。

数周内，急性症状消失，在关节附近形成较硬的痛风石，并逐渐增大，侵入骨质，使关节畸形，骨质遭受损毁。慢性关节病变经过 10~20 年的演变，痛风石增大增多，使纤维组织增生，骨质破坏，导致关节畸形，可出现假性类风湿性关节炎。

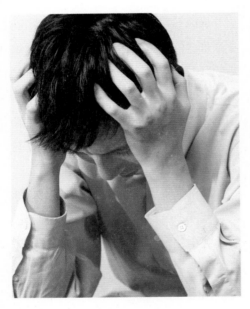

尿酸盐结石

尿酸盐结石在痛风患者中较为常见，发生率为 10% ~ 25%，而一般人群尿酸盐结石的发生率仅为 0.01%。在痛风患者中，每年尿路结石的发生率为 1%，无症状高尿酸血症则为 0.2%。尿路结石的发生率与血尿酸浓度及尿酸排泄有关。

当血尿酸浓度大于 774 微摩尔 / 升时，则尿路结石的发生率达 50%。

痛风性肾病

痛风性肾病的肾脏病变可分为尿酸盐性肾脏病变和急性尿酸性肾脏病变。

尿酸盐性肾脏病变是痛风最常见的表现之一，20% ~ 40% 的痛风患者会出现此病变。临床表现有两种类型：一是以肾小球病变为主，即痛风性肾炎。早期表现为间歇性微量蛋白尿，浓缩功能减退的肾功能损害。另有患者伴有高血压症状，最后导致氮质血症、肾功能衰竭。二是由于间质性肾脏病变。尿酸钠盐沉积在肾组织，导致肾小管萎缩变性、纤维化、硬化，出现肾小管浓缩功能减退，夜尿及尿比重降低的症状。病程较长，晚期病情加重，肾小球功能受损，可发展为尿毒症，最后死于肾衰竭。

急性尿酸性肾脏病变可见于痛风患者中嘌呤代谢明显增加者，剧烈运动和癫痫发作后。但更多见于白血病和淋巴瘤患者。它是由于大量尿酸沉积于集合管和输尿管，引起尿闭症导致的急性肾功能衰竭。

慢性期的调理以调理脏腑功能，使其恢复代谢功能为主，还应注意定期检查尿酸值。

控制每日总热量的摄入量： 少食含糖量高的食物，并且限制蛋白质的摄入量，多选用牛奶、脱脂奶粉、蛋类等嘌呤含量较低的食物，禁食高嘌呤食物。尽量不要吃肉类、鱼类、禽类，如果一定要吃，应采用水煮的方式，减少鱼肉中的嘌呤含量，将肉类煮熟后弃汤食用。晚餐可以喝粥，以蔬菜、水果、红薯为主。

多吃碱性食物： 蔬菜水果属于碱性食物，碱性环境能提高尿酸盐的溶解度，且这类食物富含维生素 C，能维持体内酸碱平衡，可防止尿酸盐结晶的析出，

有利于尿酸排出。一般每日进食蔬菜（嘌呤含量高的蔬菜应避免）1 千克，水果 4~5 次为宜。

增加尿量： 多喝白开水、矿泉水，多吃含水分多的水果和食物，通过增加尿量来帮助肾脏排出尿酸，减轻尿酸对肾脏的损害。不要喝浓茶、咖啡、可可等刺激神经系统的饮品，避免痛风反复发作。

积极治疗： 在治疗痛风的同时，应坚持积极治疗相关的并发疾病。如有高血压并发症者，控制痛风的同时应进行降压治疗，使血压保持适宜水平。

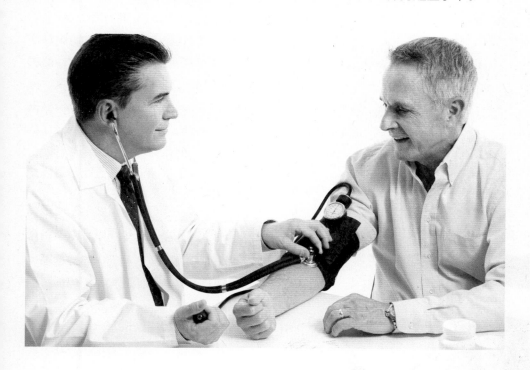

痛风的并发症

痛风不仅使病人受到疼痛的困扰，还会增加罹患其他疾病的概率。痛风患者容易引起痛风并发高血脂、糖尿病等，而这些并发疾病往往毫无征兆，但却在痛风加重时全面爆发。因此只有了解痛风的并发症，才能做到先行预防。

✚ 痛风并发高血压

高血压是指收缩压和／或舒张压增高为主要特征（收缩压 ≥ 130 毫米汞柱，舒张压 ≥ 90 毫米汞柱），它是最常见的慢性病，也是心脑血管病最主要的危险因素。

病因

痛风患者常伴有高血压，资料显示痛风患者有 58.8% 的人群患有高血压病。痛风患者中大多体型较为肥胖，体内蓄积过多脂肪，容易导致动脉硬化，进而引发高血压；且由于痛风患者最易受损的是肾脏器官，因而容易由于肾脏实质性病变和肾动脉病变引起高血压。

饮食原则

1. 控制蛋白质的摄入量。蛋白质摄入量过多会使嘌呤合成增加，并且蛋白质代谢产生含氮物质，可引起血压波动。宜选用基本不含核蛋白的牛奶和鸡蛋，以及高蛋白、低脂肪、低嘌呤的肉类及水产类。

2. 限制高脂肪及高胆固醇食物。高脂肪、高胆固醇饮食容易导致肾动脉粥样硬化，导致肾脏受损，肾脏排泄尿酸的功能下降，使体内尿酸升高。

3. 口味清淡，限制盐的摄入量。食盐摄入过多会使血浆浓度升高，血压升高。适当减少钠盐摄入，有助于降低血压，减少体内钠水潴留。每天吃盐量应控制在 2~3g。

4. 可适当多摄入高纤维食物。主食类如糙米、标准粉、玉米、小米等，对防治高血压及痛风有利。少吃葡萄糖、果糖及蔗糖，包括糖果、甜点、高糖饮料。

5. 适当多喝水。多饮白开水可以稀释尿酸，加速排泄，使体内尿酸浓度降低。

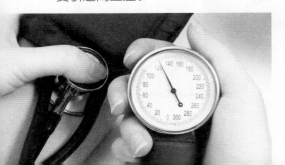

多吃含钾高的食物。富含钾的食物进入人体，可对抗钠引起的血压升高，并可促进尿酸的排泄，减少尿

⑥ 酸盐的沉淀,防止尿酸性结石形成。多吃碱性食物。碱性食物能够调节痛风患者体内的酸碱水平，增加血液中尿酸的溶解度，有利于尿酸的

⑦ 排泄，可有效缓解痛风症状。碱性食物主要包括新鲜蔬菜、水果、牛奶、蛋清等。

日常保健

① 痛风并发高血压患者在日常生活中要注意劳逸结合，不宜过度劳累，保证充足而高质量的睡眠，保持情绪稳定。

② 患者应注意锻炼身体，坚持进行适量的体育运动，这不仅能够减少肥胖导致的痛风，并且能相应减轻痛风的症状。

③ 日常生活中还应多喝水，此外，还应该戒烟限酒，以提高治疗痛风的药物的疗效。

✚ 痛风并发高脂血症

高脂血症是指人体血脂水平过高，血脂是人体血浆内所含脂质的总称，其中包括胆固醇、三酰甘油、胆固醇脂、β-脂蛋白、磷脂、未脂化的脂酸等。当血清胆固醇超过正常值230mg/100ml，三酰甘油超过140mg/100ml，β-脂蛋白超过390mg/100ml以上时，即可称为高脂血症。

病因

痛风与个人饮食有很大关系，通常患有痛风的人群喜欢高脂肪、高热量的饮食，这也是导致痛风并发高脂血症的一个重要因素。反过来，高脂血症患者60%~80%伴有高尿酸血症，血尿酸水平与三酰甘油数值有显著的正相关，三酰甘油过高会降低肾脏对尿酸的排泄水平降低，使尿酸值升高。高脂血症也会引发痛风。

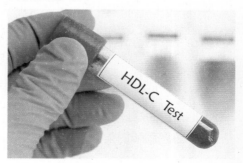

饮食原则

1. 保持热量均衡分配。饥饱不宜过度，不要偏食，切忌暴饮暴食或塞饱式进餐，改变晚餐丰盛和入睡前吃夜宵的习惯。

2. 供给适量的优质蛋白。蛋白质是人体必需的营养素，但痛风并发高血脂者需注意其来源，应主要来自牛奶、鸡蛋、奶粉等，植物蛋白的摄入量要在 50% 以上。

3. 限制胆固醇的摄入量，每日胆固醇摄入量不超过 300mg。胆固醇是身体必不可少的物质，但不能摄入过多。痛风并发高血脂患者应忌食含胆固醇高的食物。但是植物固醇可降低胆固醇，可多进食植物性食物，如薏米、小麦、玉米等，提倡多吃豆制品。

4. 低脂肪饮食，调节脂肪酸的摄入与吸收。饮食中要限制动物性脂肪，少吃或忌吃肥肉，烹调时不用动物油，适当摄入食物油，以获取不饱和脂肪酸，能有效降低胆固醇，但植物油每人每日用量以 25~30ml 为宜。

5. 宜多食新鲜蔬菜水果，多摄入膳食纤维和维生素，如粗粮、蔬菜、瓜果等。尤以富含维生素 C 和膳食纤维的蔬果为好。维生素 C 可降低血液中总胆固醇的含量；膳食纤维可减缓人体对胆固醇的吸收。

6. 禁止饮酒。酒精除供给较高的热量外，还会使三酰甘油合成增加。

7. 合理补充水分，保持体液平衡。

日常保健

1. 运动对机体的脂质代谢具有积极的影响，选择适合患者的运动，能够有效预防痛风并发高血脂的发生。

2. 保持良好的心理状态，稳定情绪，培养自己的各种爱好，舒缓因疾病带来的焦虑心情。

3. 忌滥用降脂药。是药三分毒，患者在选择降脂药时要遵医嘱。

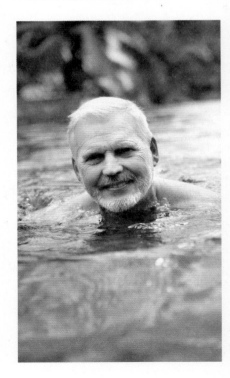

✚ 痛风并发糖尿病

糖尿病是高血糖综合征的一种通俗说法。由于缺少胰岛素或者不具备降低血糖的能力，糖尿病会使人体内的血糖浓度日渐升高，目前，糖尿病已经成为一种非常普遍的疾病。

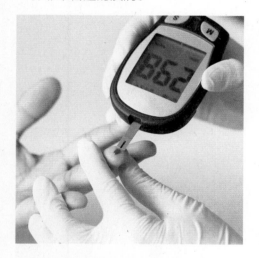

病因

痛风患者发生糖尿病的概率比正常人高 2~3 倍。

痛风和糖尿病同属于新陈代谢性疾病，其发生均与体内糖、脂肪和蛋白质的代谢紊乱有关，其中痛风容易诱发糖尿病除了与痛风患者存在的肥胖、营养过剩及不喜欢运动等有直接关系外，还与痛风患者体内尿酸高有密切的关系。

过高的血尿酸浓度会直接损害胰腺

β 细胞，诱发和加重糖尿病的发生和发展；高尿酸血症可加速 II 型糖尿病患者肾脏病变的发生和发展，且血尿酸水平升高是 II 型糖尿病患者中风的前兆，因此高尿酸血症促进了糖尿病并发症的发生和发展。后期痛风的骨节损伤严重，极容易并发糖尿病病足。

饮食原则

1. 低盐、少油饮食。以素食为主，不吃油炸食物、动物内脏、浓鸡汤、肉汤、辛辣食物，不饮酒。粗细粮搭配。

2. 粗细粮搭配。糖尿病患者强调以粗粮为宜，而痛风患者则主张吃细粮，因细粮中嘌呤含量较低。当痛风并发糖尿病时，则应粗细搭配，其比例应根据病情变化调整，当血糖稳定，而痛风发作时，应提高细粮比例，反之提高粗粮比例。

3. 适当摄入膳食纤维。膳食纤维可增强糖尿病患者的胰岛素敏感性，有降低空腹血糖、餐后血糖和改善糖耐量的作用，还能改善肠道功能，促进尿酸排泄。

4. 供给足量的维生素和无机盐。凡是病情控制不好的患者，容易发生感染或产生酮症酸中毒，因此要注意多补充维生素和无机盐，能提高抵抗力，改善神经症状。但平时钠盐摄入不宜过高，每日食盐摄入要控制在 6g 以下。

❺ 尽量采用"三低饮食"——低嘌呤、低热量、低脂肪，使血糖水平基本稳定。每日嘌呤总摄入量严格控制在 100~150mg；每日脂肪总摄入量在 40~50g；胆固醇低于 300mg。

❻ 糖类、蛋白质的摄入比例应合理。糖类占每日总热量的 50%~60%，蛋白质的摄入量占每日总热量的 12%~20%。

❼ 多补充水分。每天饮 2000~3000ml。大量的尿液排出，可减少尿酸盐的沉积。另外，水分的及时补充有利于尿酸的排出。

日常保健

❶ 痛风并发糖尿病患者要注意多休息，避免紧张及过度劳累。保证充足的睡眠，生活井然有序，保持良好心态，减轻甚至消除各方面的心理压力。

❷ 注意保暖，谨防受凉诱发痛风，足部是痛风的好发部位，应特别呵护。患者应密切关注血糖的变化情况，并定期化验血尿酸，确保血尿酸控制在正常范围之内。

❸ 适当进行体育运动，促进人体新陈代谢，减轻糖尿病症状。

➕ 痛风并发肥胖症

肥胖症是一种由多种因素引起的慢性代谢性疾病，以体内脂肪细胞的体积和胞数量增加导致体脂占体重的百分比异常增高，并在某些局部过多沉积为特点，尤其是以三酰甘油积聚过多而导致的体脂率增高为主。

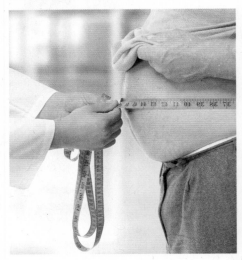

病因

痛风多见于肥胖者，痛风与肥胖症共同点在于，两者诱因中都有摄入高脂肪、高胆固醇的食物，且两者都属于代谢性疾病。肥胖是诱发心血管疾病十分重要的一个因素，肥胖不但会使尿酸合成亢进，造成高尿酸血症，也会阻碍尿酸的排泄，引起痛风并发高血脂、糖尿病等。

嘌呤是核蛋白的分解产物，主要来源于富含蛋白质的食物，比如动物内脏、瘦肉等，而这些食物含脂肪也高，易形成肥胖，同时也易引发痛风。

饮食原则

① 饮食定时定量。一日三餐定时定量、自我控制饮食是防止饮食过量的有效方法。

② 限制脂肪和糖类。摄取过多的脂肪会加重肥胖，进而加重痛风和高尿酸血症的病情，肥胖者饮食中脂肪应控制在总热能的 25%~30%。

③ 糖类的摄取也要控制，防止其在体内以脂肪的形式堆积，以占总热能的 40%~55% 为宜。少喝碳酸饮料，少食或不食蔗糖、麦芽糖、果糖、蜜饯及甜点等食品。

④ 补充维生素、无机盐和膳食纤维。蔬菜和水果不仅热量和嘌呤的含量很低，而且富含维生素、无机盐和膳食纤维，是肥胖者较理想的食物。

⑤ 饮食要清淡少盐。肥胖者中患有高血脂、高血压的比例非常高，而食盐摄入过多能引起口渴并能刺激食欲，所以要适当限制盐的摄取量。

⑥ 每天食盐摄入量应该控制在 3~5g，且不宜进食辛辣刺激的食物。

⑦ 注意烹调方法。菜肴在烹调时宜采用蒸、煮等烹调方法，忌用油煎、炸的方法，因为煎炸食物含脂肪较多，并刺激食欲，不利于减肥。

日常保健

① 加强体育锻炼，消耗过剩热量。患者可选择一些适宜自己的运动，以达到增强体质，增加体内脂肪消耗，同时预防痛风并发肥胖症的目的。

② 减肥要循序渐进，持之以恒。可选择运动量小，持续时间较长的运动形式，如散步、上下楼梯、跳舞、划船、骑自行车等。

③ 调节情绪，避免精神过度紧张，减少精神压力，保持心情舒畅，情绪稳定。

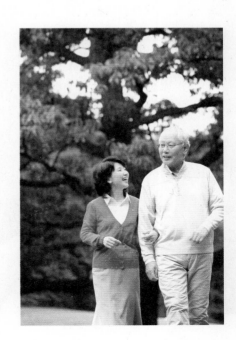

✚痛风并发冠心病

冠心病全称为冠状动脉粥样硬化性心脏病，是冠状动脉血管发生动脉粥样硬化病变而引起血管腔狭窄或阻塞，造成心肌缺血、缺氧或坏死而导致的心脏病，它还包括炎症、栓塞等导致管腔狭窄或闭塞。

病因

痛风并发冠心病者约占痛风患者的15%，痛风患者并发冠心病的发生率是非痛风患者的2倍。痛风患者血液中尿酸含量比较高，且尿酸微结晶容易析出，尿酸盐既可以直接沉积于动脉血管壁，直接损伤血管内膜；也可以刺激血管内皮细胞和脂质在动脉管壁沉着，久而久之导致动脉管壁增厚、变硬和管腔变狭窄，从而引起冠状动脉硬化，导致冠心病的产生。

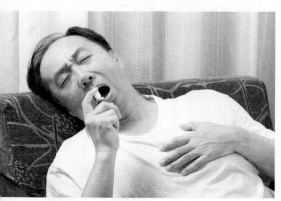

尿酸还能促进血小板黏附、聚集，诱发炎症反应，而炎症是动脉粥样硬化的特征之一，高尿酸血症可使血循环中的内皮素增高，诱发和加重冠心病的发生。另外，肥胖、高血脂、高血压、糖尿病等均为冠心病的诱发因素，它们共同作用，相互促进，导致动脉硬化，以致最终发展恶化，引发冠心病。

饮食原则

1. 严格控制钠盐的摄入。食盐中的主要成分是氯化钠。过多的钠对冠心病患者十分不利，应该限制钠盐摄入，每日摄入食盐量应控制在5g以下。
2. 控制脂肪摄入量。脂肪摄入量过高，将使血中胆固醇浓度过高，是导致冠心病发生的重要因素。冠心病患者每日的脂肪摄入量应占总热量的30%以下。
3. 限制胆固醇摄入。高胆固醇是诱发冠心病的重要因素，如果不限制饮食中胆固醇的含量，不但会加重症状，还容易诱发其他疾病，因此要限制胆固醇的摄入量，每日胆固醇的摄入量应控制在300mg以下。

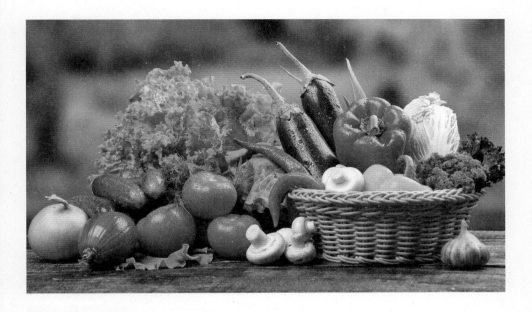

④ 供给充足的矿物质。痛风并发冠心病患者应多吃含镁、铬、锌、钙、硒等矿物质的食物。镁可加速血脂代谢和防止血栓形成，同时防止血小板凝聚；铬能够增加胆固醇的分解和排泄效率；补硒能够抗动脉粥样硬化，降低血黏度，增加冠脉血流量。

⑤ 补充充足的维生素，维生素能够增加血管韧性，软化血管，防治心血管疾病。胡萝卜素具有抗氧化的作用；水果中富含的维生素 C 能减少胆固醇在血管壁内的沉着，促进其排出体外。

日常保健

① 避免过度劳累和精神紧张。心境要平稳，切勿大喜大悲、忧愁郁闷。

② 肥胖者要设法减肥，减少食物的总热量。不宜经常饱食，宜通过锻炼来减轻体重，达到较理想水平。

③ 冠心病人应进行力所能及的体育锻炼，如散步、体操、慢跑等，以增强心脑功能，增加冠状动脉血流量并建立侧支循环。但注意锻炼要循序渐进、持之以恒，切忌操之过急。

④ 定期进行健康检查，注意有无高血压、糖尿病等疾病。

⑤ 昼夜温差变化大时，要注意保暖。生活起居要有规律，睡眠要充足。

✚ 痛风并发肾病

肾病是指由于各种原因而引起的肾脏结构或功能障碍。痛风并发肾病则是由于血尿酸产生过多或排泄减少形成的高尿酸血症所致的肾损害。

病因

痛风并发肾病简称痛风性肾病，在西方国家常见，国内以北方多见，无明显的季节性，肥胖、喜肉食及酗酒者发病率高。

痛风患者最易受损的内脏器官就是肾脏，如果一直没有得到有效的治疗，持续伴有高尿酸血症，会使过多的尿酸盐结晶沉淀在肾脏内，容易形成结石。当结石反复引起梗阻和局部损伤时，容易并发感染，引发肾病，最后发展为尿毒症、肾功能衰竭。

痛风并发肾病如能及早诊断并给予恰当的治疗（控制高尿酸血症和保护肾功能），肾脏病变可减轻或停止发展。

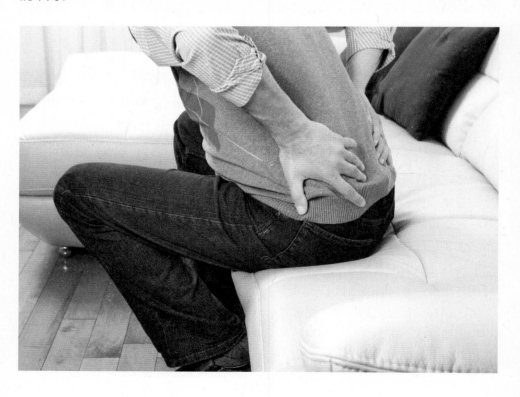

饮食原则

❶ 补充维生素丰富的食物。新鲜蔬菜和水果是碱性食物，既能供给多种维生素，还能促进肾脏功能的恢复，可适当进食。

❷ 补充充足的水分，每天的饮水量应达到 2500~3000ml，多吃含水分多的水果，通过增加尿量来帮助肾脏排出尿酸，减轻尿酸对肾脏的损害。

❸ 限制蛋白质的供应量。如果蛋白质供应太多，在体内代谢后，产生的含氮废物增多，排泄时会加重肾脏的负担。因此，饮食中应该避免含蛋白质丰富的食品，如肉类、蛋类和豆制品等。当病情好转的时候，可逐渐增加蛋白质的供应量。

❹ 控制脂肪的摄入。减少动物脂肪的摄取，并减少摄入高胆固醇的食物，如蛋黄、肥肉、动物内脏等。

❺ 限制食盐的摄入量。有严重水肿、高血压、少尿的患者，必要时需要无盐饮食，同时忌食含钠多的食品。如水肿消退、血压下降、尿量增多，应该改为少盐饮食，每日限量在2~3g。

❻ 禁用刺激性食物，如油炸食品、咸菜、火锅等；少用强烈刺激的调味品或香料，如芥末、辣酱等。

❼ 禁酒，酒精容易使体内乳酸堆积，对尿酸排出有抑制作用，容易诱发痛风。

日常保健

❶ 保持良好的生活习惯，合理安排自己的睡眠时间，既要满足生理需要，又不能睡眠时间太长。

❷ 不良的饮食习惯也是诱发痛风并发肾病的因素，因此，要改善不良的饮食习惯。晚餐避免吃得过晚、过饱，少吃或不吃零食，不吃夜宵等。

❸ 适当地进行体育锻炼，超重或肥胖时要减轻体重。但减肥应循序渐进，否则容易导致痛风急性发作。

❹ 保持良好的情绪，心情愉悦能使体内各系统的生理功能保持正常运行，对缓解痛风并发肾病引起的病症能起一定的作用。

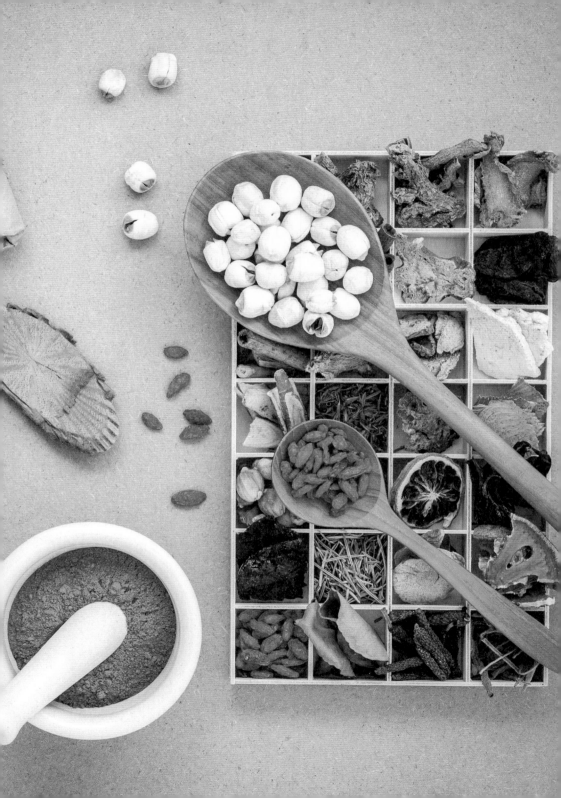

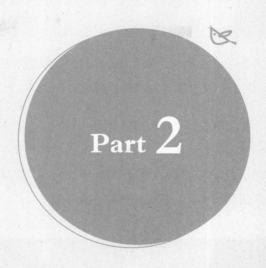

Part 2

治疗痛风，
中西医各有妙方

西医和中医对痛风都有不同的治疗理论和方法，西药治疗痛风见效快，但是却只能缓解症状，并不能根治，只是"治标不治本"。中药疗法近年来备受关注，中医治疗痛风见效慢，但可以达到"治本"的目的。本章介绍了一些常规的治疗痛风的中西药，可帮助痛风患者了解药效及需注意的事项。

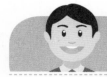

中医治疗

中医治疗痛风是服用中药方剂，虽然见效慢，但是效果显著，可以达到根治痛风的目的。而中医治疗痛风最重要的一点是，病人要严格按照医嘱。

中医学认为"风""寒""湿""热"之邪痹阻经络、肌肉、筋骨、关节，或久痹正虚，气血津液运行迟涩，痰浊与瘀血留滞于肌肉、经络、筋骨、关节为其病因病机。痛风主要分为湿热痹阻型、风寒湿痹型、痰瘀阻滞型、寒热错杂型、脾肾阳虚型、肝肾阴虚型，共六种证型。

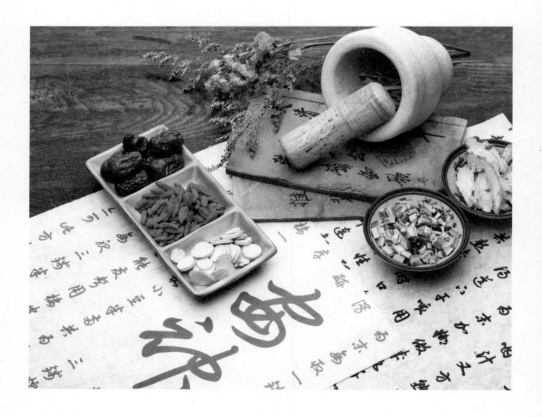

类型	主要症状	治疗原则
湿热痹阻型	关节红肿热痛，病势较急，局部灼热，得凉痛减，或见局部皮下结节、痛风石，伴发热、口渴、心烦、小便短黄、舌质红、苔黄或腻	清热利湿、通痹止痛
风寒湿痹型	足趾关节红肿热痛，或游走痛，或有发热、汗出、烦热、咽痛、舌红苔薄、脉弦数	温经散寒、祛风化湿、止痛
痰瘀阻滞型	关节刺痛，夜晚加剧，发作频繁，伴结节、关节畸形肿胀，活动受限，舌暗红，或有瘀斑，脉细弦或涩	化痰祛瘀、通经散结
寒热错杂型	肢体关节红肿疼痛，疼痛游走不定，屈伸不利，或恶风，或恶寒，有热感，口渴不喜饮，兼见舌红，苔薄黄	祛风除湿、通阳散寒，佐以清热
脾肾阳虚型	面色苍白，手足不温，腰隐痛，腿酸软，遇劳更甚，卧则减轻，夜尿频多，少气无力，舌淡，苔薄白，脉沉细	温阳健脾、补气利水
肝肾阴虚型	久病，关节痛如被杖，局部关节变形，昼轻夜重，肌肤麻木，步履艰难，筋脉拘急，屈伸不利，头晕耳鸣，颧红口干，舌红，少苔，脉弦细或细数	滋阴补肾，息风止痛

中药方剂推荐

桃红四物汤：通痹止痛

用　量 桃仁9克，红花6克，当归9克，川芎6克，熟地12克，芍药9克

方剂用法 水煎服，空腹热服

桃红四物汤遵循"养血活血、祛瘀生新"的原则治疗痛风，能明显改善痛风性关节炎的早期疼痛、肿胀，对局部关节的压痛、功能障碍等有恢复的作用。

随症加减

痛风气滞血瘀者	将白芍换为赤芍，以加强活血祛瘀止痛之功。
痛风血虚有寒者	加用肉桂、炮姜、吴茱萸，以温通血脉，散寒止痛。
痛风血虚有热者	加用丹皮，换熟地为生地，以清热凉血。

备注：建议在医生的指导下用药。

越婢加术汤：清热利湿、通痹止痛

用　量 麻黄18克，石膏24克，生姜9克，甘草6克，白术12克，大枣5枚

方剂用法 先煮麻黄去沫，纳诸药

本方出自《金匮要略》，能健脾祛湿除痹，主治痛风并见腰脚麻痹、下肢痿弱及关节疼痛而有水汽留滞者，或小便不利者。

随症加减

痛风见手臂疼痛者	加桂枝、海桐皮、桑枝。
痛风见腿膝疼痛者	加牛膝、木瓜。
水肿明显者	加用茯苓、泽泻、车前。

备注：建议在医生的指导下用药。

芍药甘草汤：调和肝脾、缓急止痛

用　　量 芍药 12 克，甘草 12 克

方剂用法 煎汤代茶饮，日常服用
可加适量饴糖

本方出自《伤寒论》，又名去杖汤，即用此方后腿痛马上好，可以不用拐杖了。现代研究表明，本方对于痛风性关节炎的肿痛、发热有很好的缓解作用。

随症加减

痛风并见足部溃烂肿痛者	加用白术、川芎，白术可温中燥湿，川芎可祛风止痛。
痛风伴见肢体水肿、小便不利者	加用牛膝、茯苓，可补肝肾、强筋骨、通利小便。
痛风并见足膝冷痛、四肢不温者	可加用桂枝、制附子，可发散风寒、温通经脉。

备注：建议在医生的指导下用药。

当归四逆汤：温经散寒、止痛

用　　量 当归 12 克，桂枝 9 克，
芍药 9 克，细辛 3 克，通草 6 克，
甘草 6 克，大枣 8 枚

方剂用法 水煎服

本方出自《伤寒论》。中医认为，因人体正气先虚，阳气不足，易受风寒外邪所袭，壅塞脉道，以致气血运行不畅而发病。此方温经散寒，舒缓疼痛。

随症加减

腰、腿、足疼痛属血虚寒凝者	加川断、牛膝、鸡血藤、木瓜等以活血祛瘀、利水消肿。
痛风属血痹者	并见肌肤麻木，如有蚁行，去通草、细辛，加用黄芪补气行血。

备注：建议在医生的指导下用药。

独活寄生汤：滋阴补肾，息风止痛

用　量 独活9克，桑寄生、细辛、秦艽、防风、肉桂、牛膝、杜仲、熟地、当归、川芎、白芍、人参、茯苓、甘草各6克

方剂用法 水煎服

本方出自《备急千金要方》，寓"治风先治血，血行风自灭"之意，扶正与祛邪兼顾，可更好地治疗痛风。

随症加减

痛风疼痛较剧者	可酌加白花蛇等以助祛风通络、活血止痛。
湿邪偏盛者	去地黄，加防己、薏米、苍术以祛湿消肿。
正虚不甚者	可减地黄、人参。

备注：建议在医生的指导下用药。

麻黄杏仁薏仁甘草汤：祛风化湿、止痛

用　量 麻黄9克，杏仁6克，薏米12克，甘草3克

方剂用法 煎汤温服，避风，以服后微有汗出为佳

本方出自《金匮要略》，有除风、祛湿、解表、通阳的作用，尤其适于痛风性关节炎属风湿浸淫型。

随症加减

痛风并见泌尿系统结石、小便不利者	可加用茯苓健脾利湿。
痛风并见湿邪困脾、食欲不振、吃饭不香者	可加白术燥湿温中。
痛风日久并见踝关节退行性病变者	加用牛膝、海桐皮祛风湿，强筋骨。

备注：建议在医生的指导下用药。

桂枝芍药知母汤：祛风除湿、通阳散寒，佐以清热

用 量 芍药9克，甘草6克，生姜、白术各15克，桂枝、麻黄、知母、防风、附子（炮）各12克

方剂用法 煎汤代茶饮，日常服用

本方出自《金匮要略》，原文论述了中风历节病脉证，因风寒湿侵入日久，有渐次化热之象，故用桂枝芍药知母汤祛风除湿、温经散寒、滋阴清热。

随症加减

痛风并见足部溃烂肿痛者	加用川芎、苍术，川芎可祛风止痛，苍术可温中燥湿。
痛风伴见肢体水肿、小便不利者	加用牛膝、茯苓，通利小便。
痛风并见头痛、身体痛、骨节痛	可增加防风的用量。

备注：建议在医生的指导下用药。

蠲痹汤：祛风除湿、止痛

用 量 桑枝、当归各15克，秦艽、羌活、独活各5克，海风藤10克，桂心、炙甘草各1.5克，川芎2.1克，乳香（透明）、木香各2.4克

方剂用法 水煎服

本方有益气活血之功，气通则血活，血活则风散，服之可使风痹之证得以迅速免除，故名蠲痹汤。

随症加减

痛在上者	去独活，加荆芥。
痛在下者	加牛膝。
间有湿热者	其人舌干喜冷、口渴溺赤、肿处热辣，此寒久变热也，去桂心，加黄檗。

备注：建议在医生的指导下用药。

西药治疗

对于痛风患者而言，药物治疗是很有必要的，但痛风药物的选择有讲究，痛风患者应在医生指导下，正确使用各种药物。

非甾体抗炎药。该药为速效药，发作期可迅速止痛。如萘普生、消炎痛和舒林酸等，应用于急性痛风性关节炎和急性痛风预防，服药后如出现哮喘或荨麻疹为主的症状应及时就医。有心血管疾病、肾损伤、肝损伤和胃肠道出血史的患者应谨慎使用。

急性期不可服用阿司匹林止痛，否则可能诱发高尿酸血症，加重病情。长期服用中等剂量阿司匹林，即每天 1~2 克，还可能因抑制肾小管排泄尿酸，诱发高尿酸血症。

秋水仙碱。秋水仙碱片针对痛风主要应用于急性痛风性关节炎和急性痛风预防。由于该药物不良反应较多，现临床较少使用。该药用量应严格遵循医嘱，并定期复查调整用量，如出现胃肠道症状，如恶心、呕吐、腹部不适、绞痛、腹泻及血水便等，应及时就医。

皮质类固醇。同为速效药，该药在发作期可迅速止痛。如泼尼松和泼尼松龙等，应用于急性痛风性关节炎和急性

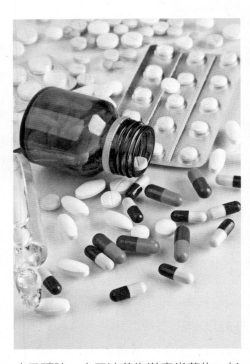

痛风预防。由于该药为激素类药物，长时间大剂量服用不良反应较多，可致真菌感染、骨质疏松和超敏反应等，所以应严格遵循医嘱用药，避免不良反应。

该药对于肝硬化、骨质疏松症、眼单纯性疱疹、青光眼、精神疾病、肾功能不全、活动性结核病、近期心肌梗死、力衰竭的患者应谨慎使用。

利尿剂。 所有排钾利尿药如速尿、寿比山等均具有升高血尿酸、增加肾脏尿酸盐沉积、诱发痛风性肾病的作用。痛风伴高血压者，应少用这些利尿药。

钙拮抗剂。 钙拮抗药种类很多，不同的钙拮抗剂对血尿酸的影响也不一样。其中硝苯地平、伲福达等长期服用可使血尿酸水平明显升高；尼群地平、尼索地平等对血尿酸影响稍小；左氨氯地平对血尿酸几乎无影响；氨氯地平、络活喜兼有降尿酸的作用。因此痛风伴高血压和心绞痛者，可优先选用。

β-受体阻滞剂。 这类药中有些阻碍尿酸排泄，升高血尿酸作用较明显，如普萘洛尔、心得乐等；有些药物对尿酸影响极小，如倍他乐克、倍他洛尔等。

血管紧张素转换酶抑制剂。 这类药有促进尿酸排泄的作用，是治疗高血压伴痛风或高尿酸血症的良药，如同时并发充血性心衰者，此类药是最佳选择。这类药物临床上常用的有盐酸贝那普利片、依那普利、卡托普利等。

血管紧张素Ⅱ受体拮抗剂。 这类药物降压作用平稳持久，对心、肾、脑等器官均有保护作用，因此对于高血压伴痛风或兼有心衰者，疗效尤佳。代表药有科素亚、缬沙坦胶囊等。但此类药物中替米沙坦片有升高尿酸的不良作用，因此痛风和高尿酸血症患者最好不用。

其他类。 别嘌醇作为缓慢药物，可限止病情进展，通常须经数月使用才能达到明显效果，所以主要用于预防复发性痛风。服药后可出现超敏反应，不可与去羟肌苷同时使用。肝或肾损伤患者谨慎使用。

非布索坦同为作用缓慢药物，但与别嘌醇相比，降低痛风患者的尿酸作用更强大、持久，安全性更高；不可与硫唑嘌呤或巯嘌呤同时使用。心血管疾病、恶性疾病、Lesch-Nyhan综合征、肝损伤等患者谨慎使用。

雷西纳得也同样为作用缓慢药物，严禁用于严重肾损伤、终末期肾病、肾移植受者、透析、肿瘤溶解综合征、Lesch-Nyhan综合征的患者。心血管疾病、尿石病或肾和肝损伤及同时服用丙戊酸的患者应遵循医嘱谨慎使用。

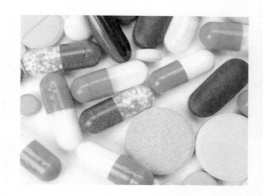

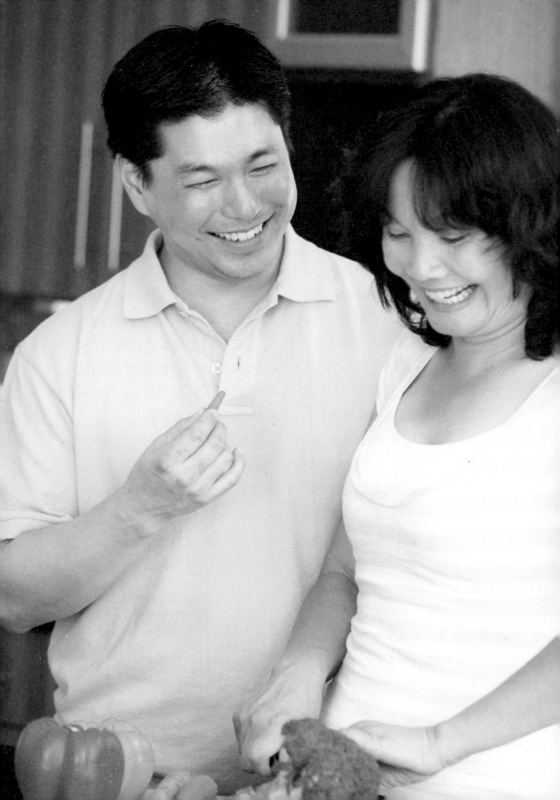

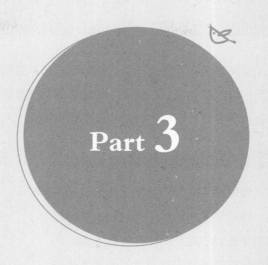

Part 3

痛风饮食，
别忽略了这些

　　痛风是由于吃了太多高蛋白、高热量的食物而引发的，因此痛风患者在饮食上需要注意限制热量的摄入，饮食宜清淡，少吃嘌呤值高的食物，在营养素的摄取上也需多注意。但一些病人矫枉过正，过度注意饮食，导致出现了一些认知误区，如痛风患者不能吃豆制品就是一个误区。本章就痛风患者该如何正确饮食提供参考。

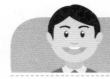

选择适当的食物

痛风患者并不是食物什么都能吃，有些食物吃了对防治痛风有好处，有些食物吃后却会加重痛风。这就要求痛风患者要注意甄别，选择正确的食物。痛风患者选择食物首先要了解食物的嘌呤含量和酸碱性。

➕ 不同嘌呤值食物的选择

痛风是人体嘌呤代谢紊乱所致的疾病。嘌呤是人体内的一种物质，它经过代谢所形成的最终产物是尿酸。人体内的尿酸在正常情况下是会不断地生成与排泄的，因此，尿酸会在血液中维持一定浓度。如果嘌呤代谢发生紊乱或嘌呤摄入过多，将会导致人体内的尿酸增加并影响尿酸的排泄，从而引发痛风。

对于嘌呤代谢紊乱的痛风患者来说，若是食用了富含嘌呤的食物，则会使尿酸因无法及时排出而沉积在体内，从而加重病情。因为尿酸是嘌呤代谢的最终产物，要抑制尿酸的过多积累，要从源头上加以控制，降低嘌呤的摄入量。

正常人每日嘌呤摄入量为 600 毫克左右，但对于代谢功能紊乱的痛风患者而言，应控制嘌呤量的摄入。因此，痛风患者需要特别关注食物中的嘌呤含量，避免高嘌呤食物。痛风饮食治疗主要在于限制嘌呤饮食，但是也应该科学对待高嘌呤食物。

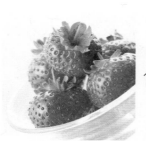

低嘌呤食物

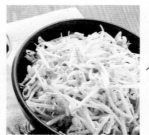

中嘌呤食物

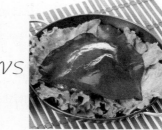

高嘌呤食物

痛风患者要避免食用含嘌呤高的食物，如动物内脏、鱼虾、蛤蛎、贝类、牛羊肉类及啤酒等，避免外源性嘌呤的过多摄入。宜选用嘌呤含量低的食物，如牛奶、鸡蛋、精米、精面、黄瓜、西红柿等，以维持理想体重和正常血尿酸水平。处于痛风急性期的患者，饮食需要严格控制，每日嘌呤摄入量控制在150毫克以下，禁用高嘌呤食物，应选用基本不含嘌呤或低嘌呤食物，以牛奶、鸡蛋、谷类作为主要的蛋白质来源。当血尿酸得到控制，并降到较低水平时，痛风患者可适当放宽标准，但仍需适度。

而处于痛风发作间期的患者可以恢复正常的平衡膳食，但以每日嘌呤摄入量不超过300毫克，蛋白质每日不超过80克为宜。禁用含嘌呤高的食物，在以低嘌呤食物为主的前提下，不必完全拒绝鸡鸭鱼肉，可适当选用。其中的肉、鱼、禽类每日食用量控制在60~90克为宜，不可超过这个数量。

在进食嘌呤含量较高的食物时，可采用科学的烹调技巧，减少嘌呤量的摄入。如将肉类、鱼类等切成块状，在沸水中煮，使其嘌呤溶解在水中，弃汤食肉；将豆类制成豆制品等。

类别	低嘌呤食物
蔬菜类	韭菜、白菜、包菜、芹菜、芥菜、菠菜、苦瓜、茄子、胡萝卜、西红柿等
水果类	草莓、柠檬、西瓜、橙子、橘子、桃子、葡萄、石榴、哈密瓜、苹果等
谷类	大米、小米、糙米、糯米、燕麦、玉米、荞麦等
干果类	核桃、榛子、杏仁、葵花子等
其他类	苏打水、汽水、茶、咖啡、可可、巧克力等

类别	中等嘌呤食物
豆类	绿豆、红豆、黄豆、扁豆、豌豆、花豆等
蔬菜类	芦笋、龙须菜、西蓝花、竹笋、豆芽、香菇、金针菇等
肉禽类	猪肉、牛肉、羊肉、兔肉、鸡肉、鸭肉、鹌鹑肉、鸽肉等
水产类	鲫鱼、草鱼、鲤鱼、鳕鱼、鲈鱼、梭鱼、鳗鱼、鳝鱼、鲱鱼、螃蟹、海藻等

类别	高嘌呤食物
肉禽类	猪脾、猪肝、猪小肠、猪大肠、牛肝、牛肾、鸡肝、鸭肝等
水产类	带鱼、凤尾鱼、鲢鱼、乌鱼、鲭鱼、秋刀鱼、白鲳鱼、沙丁鱼、干贝、蛤蜊等
其他类	啤酒、白酒、鸡精、浓肉汤、酵母粉等

✚ 不同酸碱值食物的选择

食物也是有酸碱度的，但是大部分人对食物酸碱性的认识很模糊，认为吃起来酸的食物就是酸性的。这是错误的看法。

其实，营养学上划分食物的酸碱性标准并不是通过检测食物的 pH 值或用舌头品尝食物的味道来判断，而是根据食物进入人体后分解的最终代谢物的酸碱性来划分的，代谢产物呈酸性即为酸性食物，代谢产物呈碱性即为碱性食物。

其中含有较多磷、硫、氯等矿物质元素的食物，在体内的代谢产物呈酸性，即为酸性食物，如畜禽肉、鱼、蛋等动物性食物。含有较多钠、钾、钙、镁等矿物质元素的食物，在体内的代谢产物呈碱性，即为碱性食物，如蔬菜、水果等植物性食物。

而在体内的代谢产物既不偏酸性也不偏碱性的食物，便是中性食物，多数为食品添加剂或烹调作料，如淀粉、葡萄糖、植物油、食盐等。

体内尿酸的增多是引发痛风的直接因素，嘌呤代谢异常的痛风患者若是食用过多的酸性食物，容易影响体液的酸碱度，不利于尿酸的排泄，从而加重病情，因此痛风患者不宜多食酸性食物。相反，痛风患者若是多吃碱性食物，将促使体内的尿酸盐溶解和排出，从而有效缓解病情，适宜痛风患者经常食用。

因此，痛风患者要学会判断食物的酸碱性。此外，建议痛风患者多喝含有矿物质的水，以促进碱性物质的吸收，从而改善患者体内的酸性环境。

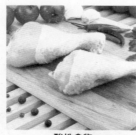

VS

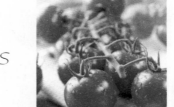

酸性食物　　　　　　　　　　　碱性食物

类别	酸性食物
强酸性	蛋黄、牡蛎、乌鱼子、柴鱼、金枪鱼、比目鱼、白糖、奶酪、饼干等
中酸性	猪肉、火腿、培根、牛肉、鸡肉、鳗鱼、面包、小麦、奶油等
弱酸性	荞麦、花生、鸡蛋、泥鳅、蛤蜊、龙虾、鱿鱼、海苔、巧克力、啤酒等

类别	碱性食物
强酸性	芋头、黄瓜、胡萝卜、白菜、生菜、西红柿、西瓜、葡萄、海带、茶等
中酸性	大豆、大枣、菠菜、香蕉、柠檬、草莓、木瓜、萝卜干等
弱酸性	南瓜子、葵花子、杏仁、腰果、芝麻、红豆、豌豆、豆腐、红薯、牛奶等

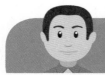

正确烹饪食物

痛风患者的饮食问题还需要注意对食物的正确烹饪方法，好的烹饪方法不仅使食物更美味，有些食物在正确烹饪过后，会使嘌呤值大大降低，从而变成痛风患者可以吃的食物。

✚ 蔬菜类的烹饪

生吃蔬菜能刺激肠胃蠕动与促进部分尿酸的排泄，对肥胖的痛风患者有利。

然而，并非每种蔬菜都适合直接生吃，有些蔬菜适宜焯过水后再吃，有些蔬菜则需煮熟后再吃。比如，芦笋、西蓝花、金针菇和扁豆等中嘌呤食物适宜焯过水后再烹调，这是因为焯水能降低其嘌呤含量。

总之，痛风患者应该根据自己的身体情况及蔬菜的性状来决定生吃或是熟吃。

✚ 水果类的烹饪

大部分水果都是低嘌呤含量值，痛风患者吃水果一般可以直接生吃，这样营养价值最丰富。或者拌在沙拉里一起吃，也可以把水果榨成果汁饮用。将水果和大米一起煮成粥，或者和蔬菜炒着吃也是不错的选择。

痛风患者吃水果时要注意不要吃那些嘌呤值高的水果。还要注意水果本身的食品安全问题，选购时不要买到染色、打工业蜡或是注射了激素的水果。

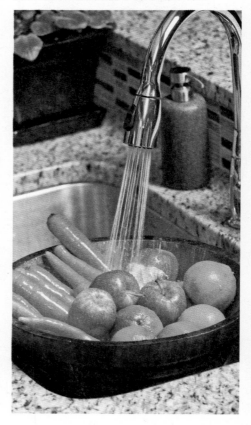

✚ 肉类和鱼类的烹饪

肉类和鱼类中的嘌呤含量都不低，所以痛风患者在吃这些食物的时候就需要格外注意烹饪问题了。因为嘌呤是水溶性物质，所以将肉类和鱼类氽过水后再烹调，可有效减少食物中的嘌呤含量。

嘌呤很难溶于油，用油来烹调肉类和鱼类，不仅不会减少食物中的嘌呤含量，还会增加脂肪的摄入量，这不利于痛风患者控制总热量的摄入。所以在烹饪时尽量少用油。

此外，肥胖的痛风患者、痛风并发高血脂者和痛风并发高血压患者应尽量避免摄入过多的动物脂肪。因此，在烹饪猪肉、鸡肉等皮下脂肪较多的食物之前，应该将它们的脂肪切除掉。

✚ 盐分应适当控制

痛风防治应注意保持清淡的饮食，烹调以清淡为宜，尽量选用新鲜食材，少吃腌制食物。尤其应当控制盐的摄入。

钠盐有促使尿酸沉淀的作用，同时它所含的钠离子可使人体血容量增加，引起水肿、血压升高，导致心、肾负荷加重。

因此，日常生活中，我们应该尽量少吃盐，尤其是痛风患者，每天盐的摄入量更应该严格限制在 5 克以内。当痛风并发肾脏病变，尤其是出现水肿，或并发冠心病及高血压时，更应严格限制盐的摄入。

✚ 食用油的选择

植物油的嘌呤含量要比动物油的嘌呤含量低，而且食用动物油会影响尿酸的排泄，所以痛风患者应该选择植物油来做菜。

植物油含有较多的不饱和脂肪酸，能降低胆固醇和保护血管壁，但是，只吃植物油会促使人体衰老。动物油中的鱼油能降血脂和预防动脉粥样硬化，因此，痛风患者可以适当吃些鱼油。

✚ 调味料的使用量

痛风患者在烹调食物时，不宜使用过多的辛辣调味料，如辣椒粉、咖喱、胡椒、芥末等，以免兴奋植物神经，使得痛风急性发作。

对于同时患有肥胖症、高血压、糖尿病等并发症的痛风患者来说，要限制盐和糖的摄入。

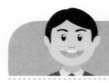

走出饮食误区

为了使痛风不复发，痛风患者要注意的饮食禁忌有很多。但有些饮食禁忌只是"人云亦云"，没有科学根据，却使痛风患者陷入了误区。以下梳理了几个常见的饮食误区，帮痛风患者辨别真假。

➕ 喝牛奶会加重痛风

痛风患者常出现尿道结石的症状，有些患者就误以为不能喝富含钙质的牛奶，否则会加重痛风。

其实，预防尿道结石应该避免高蛋白饮食，而不是限制钙的摄入，多吃富含钙质的食物反而能有效防治结石。与肉类相比，牛奶的蛋白质含量并不算高，因为牛奶中的嘌呤含量较低，所以痛风患者适宜喝牛奶，但痛风并发高血脂、肥胖症患者应选择脱脂牛奶，以免加重病情。

➕ 吃豆制品会加重痛风

在嘌呤的含量表中，黄豆、黑豆等豆类的确是属于含嘌呤较高的食物。比如，100 克黄豆中就含有 116.5 毫克嘌呤。因此，许多痛风患者"望豆生畏"，误以为那些由豆类加工而成的豆制品也不宜食用。

由于嘌呤是水溶性物质，在把大豆制作成豆腐、豆干、素食的过程中，大量嘌呤会随水流失，所以，豆制品中的嘌呤含量很少。而且，豆腐中的蛋白质有利于促进尿酸盐的排泄，是痛风患者饮食中很好的蛋白来源。

豆浆是由黄豆制作的，在制作过程中，嘌呤的确基本上没有损失。但是，一杯豆浆的嘌呤总量是不多的，因为一杯浓豆浆所用黄豆也就 20 克，所含的嘌呤约为 38 毫克，相当于 25 克瘦肉

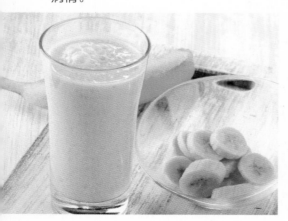

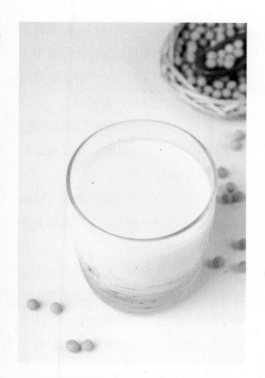

✚吃肉会加重痛风

痛风患者要少吃肉类食物，鱼和肉的嘌呤含量较高，会导致痛风复发，所以有些痛风患者就会认为，只要不吃鱼和肉，痛风就不会复发。

其实，这样的想法是不对的。人体内 80% 的嘌呤属于内源性嘌呤，只有剩余的 20% 来源于人体摄入的食物，所以即使不吃鱼和肉，也不能使血尿酸水平立刻降到正常值。但是控制对肉类食物的摄取量、合理吃肉确实会降低痛风复发的概率。

而痛风患者在痛风发作间期，只要适当控制摄入量、正确烹饪，吃点儿肉类和鱼类还很有好处。因为如果长期不吃鱼和肉，人体所需的氨基酸就会不足，这将导致蛋白质缺乏，从而影响人体各

中所含的嘌呤。而且，日常购买的散装豆浆大多比较稀，嘌呤含量更低。如果喝的是五谷豆浆，嘌呤含量还要少得多。所以，喜欢喝豆浆的痛风患者，在痛风缓解期，喝一杯豆浆是没有问题的，只是要注意，在喝豆浆的同时，相应减少肉类的摄入量。

所以痛风患者是可以吃豆制品的，只要控制一天食物中的嘌呤总量，适量食用豆浆和豆制品来替代肉类，是有益健康的食物选择。但是，应该注意的是，肾功能减退者需限制豆制品的摄入量。

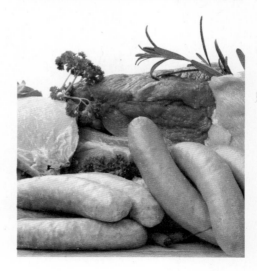

组织器官的正常运作，而且嘌呤代谢能力也会随之下降，这样反而对痛风患者的身体不利。

因此，痛风患者要合理饮食，而不是完全不吃鱼和肉。而且，引发痛风的诱因有很多，就算痛风患者不吃肉和鱼，但却在其他方面不注意，也会使痛风复发的。

吃火锅会加重痛风

冬季是痛风的高发期，这和痛风患者贪吃火锅有很大关系，所以有些痛风患者就认为火锅是禁止食用的。

其实，痛风患者是安心可以吃火锅的，只是在吃火锅时留心一些注意事项。

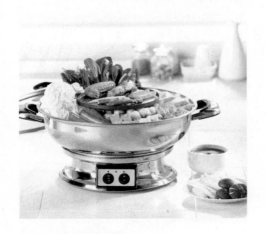

第一，在选火锅食材时，应遵循多素少肉的原则，而且最好不选海鲜和动物内脏。这是因为蔬菜的嘌呤含量普遍比肉类、内脏的嘌呤含量低。

第二，火锅汤底要选清淡菌菇汤底，而且要先涮菜吃再涮肉吃，这样能避免摄入过多的嘌呤和脂肪。

第三，最好不要选择辛辣的火锅蘸料，以免兴奋植物神经，使得痛风急性发作。

第四，吃火锅时，可以喝白开水、蔬果汁或是牛奶，但绝不能喝酒或火锅汤底。尤其是火锅汤中含有很多涮肉后流失掉的嘌呤，痛风患者千万不能喝。

痛风患者要多吃粗粮

粗粮相比较于细粮而言，有更多的营养元素，粗粮富含膳食纤维和 B 族维生素，所以平常多吃粗粮才有益健康。现在大家都是这么认为的。这点本来没错，但对于痛风患者却不适用。

对于痛风患者而言，反而要以细粮为主食，少吃粗粮。因为精白米和精白面这类细粮及其制品的嘌呤含量比粗粮低，适宜痛风患者在痛风急性发作期食用。

不过，痛风患者并不是完全不能吃粗粮。在痛风间歇期，痛风患者可以吃一些小米和玉米这类嘌呤含量较低的粗粮，但每日食用量不宜超过 50 克。

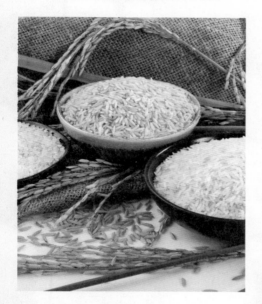

✚ 痛风患者可常喝红酒

许多痛风患者都知道喝酒会诱发痛风，但有些痛风患者误以为只有啤酒和白酒不能喝，而可以喝红酒。

对于没有患痛风的人来说，喝红酒的好处很多，可以预防心脑血管疾病、抗氧化、防衰老，还可以减肥、防治感冒、增强记忆力。所以现在很多人将红酒作为保健品来饮用。

但是，对于痛风患者而言，红酒的这些作用就显得毫无用处了。痛风患者是严禁喝酒的，不仅是白酒、啤酒和红酒，甚至是含有酒精的任何饮品都是不能喝的。酒精会使痛风患者体内的血尿酸水平升高并影响尿酸的排泄，从而促使痛风急性发作。所以，无论是什么类型的酒，痛风患者都不应该喝。

此外，亲朋好聚会时，常常用酒来表达感情，此时如果痛风患者经受不住诱惑，抱着"只喝一点酒不会有问题"这样的侥幸想法，那么痛风发作时，痛苦的还是患者自己。总而言之，痛风患者为了自己的健康，应该严格禁酒。

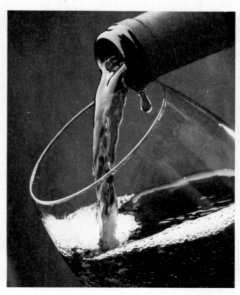

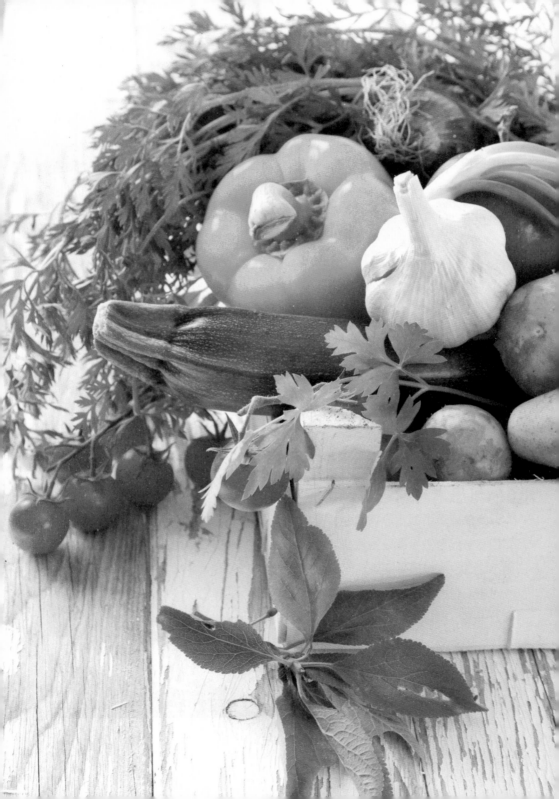

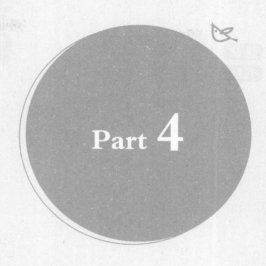

Part 4

吃对食物，
让嘌呤不再紊乱

　　我们的日常生活中离不开饮食，而引起痛风的一个关键因素便是日常饮食不当，摄入嘌呤量较高，因此，痛风患者更应该注意饮食。本章推荐一些利于代谢、进排出尿酸、调理身体的食物，这些食物皆有不同程度上的改善痛风、治疗痛风的作用，参照推荐食谱食用，饮食疗法会更佳。

芹菜

性味 性凉，味甘。
归经 入归肝、肺、胃经。

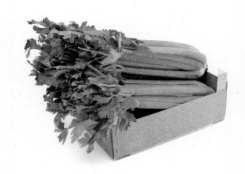

嘌呤含量	8.7 毫克 /100 克
营养成分	每 100 克芹菜中含蛋白质 2.2 克、钙 160 毫克、磷 61 毫克、铁 8.5 毫克、钾 163 毫克、钠 328 毫克
食疗作用	①芹菜具有平肝降压、利尿消肿的作用 ②其含铁量较高，对缺铁性贫血者有益，还有降血糖作用 ③经常吃芹菜，可中和尿酸及体内的酸性物质，对预防痛风效果显著
缓解痛风作用	芹菜有净化血液、清热、利水消肿等功效。芹菜基本上不含嘌呤，且其所含碱性成分有利于尿酸排出，适合痛风患者食用，尤其是痛风急性期的患者
食用宜忌	缺铁性贫血、糖尿病、小便不利、尿血、水肿、高血压、高血脂者适宜；脾胃虚弱、血压低者忌食
选购保存	要选色泽鲜绿、叶柄厚、茎部稍呈圆形的芹菜

大枣芹菜汤

原料	芹菜 100 克，大枣 20 克，枸杞 10 克
调料	盐 2 克，食用油适量

做法

1. 将洗净的芹菜切成粒。

2. 装入盘中，待用。

3. 锅中注入适量清水烧开，放入洗净的大枣、枸杞。

4. 盖上盖子，煮沸后用小火煮约 15 分钟，至食材析出营养物质。

5. 取下盖子，加入盐、食用油。

6. 略微搅拌，再放入芹菜粒，搅拌匀。

7. 用大火煮一会儿，至食材熟透、入味。

8. 关火后盛出煮好的芹菜汤，装入汤碗中即成。

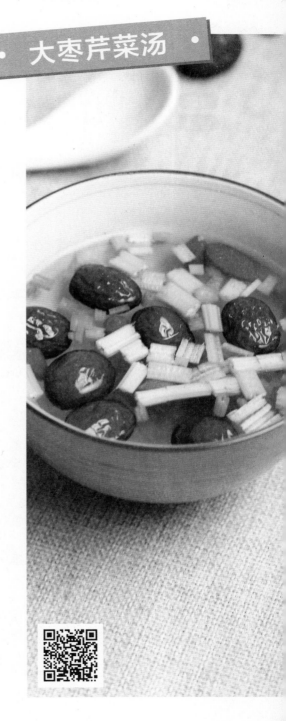

空心菜

性味 性寒，味甘。
归经 入心、肝、小肠、大肠经。

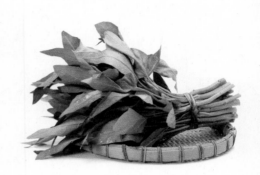

嘌呤含量	17.5 毫克 /100 克
营养成分	膳食纤维、维生素 C 和胡萝卜素
食疗作用	①空心菜具有清热凉血、利尿、润肠通便的作用 ②空心菜中粗纤维含量极丰富，能使体内有毒物质加速排泄
缓解痛风作用	空心菜中含丰富的膳食纤维及钾元素，是一种碱性食物，可碱化尿液并促进尿酸的排出
食用宜忌	①糖尿病、出血性疾病患者，习惯性便秘、痔疮、高血压者宜吃 ②低血压、脾胃虚寒者及月经期妇女忌吃
选购保存	①要选择水分充足的新鲜空心菜 ②用保鲜膜封好置于冰箱中可保存 1 周左右

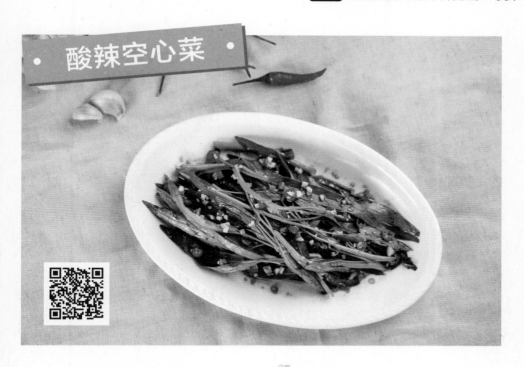

酸辣空心菜

原料	空心菜 600 克，红椒 17 克，蒜末少许
调料	盐 3 克，鸡粉、陈醋、辣椒油、食用油适量

做法

1. 洗净的红椒切圈；洗净的空心菜切成两段。

2. 锅中注水烧开，加入食用油，放入切好的空心菜煮 2 分钟，捞出沥干，装碗备用。

3. 用油起锅，倒入蒜末、红椒圈，炒香，加入盐、鸡粉和少许清水，拌匀煮沸，加入陈醋、辣椒油，炒成味汁。

4. 把味汁浇在空心菜上，拌至入味。

5. 装盘即成。

苋菜

性味 性寒，味甘、酸。
归经 入大肠、肝、脾经。

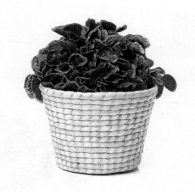

嘌呤含量	23.5 毫克 /100 克
营养成分	含大量去甲肾上腺素、钾盐、草酸、胡萝卜素、维生素 B$_1$、维生素 B$_2$、维生素 C、烟酸、糖类、蛋白质、钙、磷、铁等
食疗作用	苋菜具有清热解毒、利尿通淋、凉血止血的作用，主治湿热痢疾或腹泻、痈肿恶疮、肠痛、热淋、小便不利、妇女湿热带下、月经过多、崩漏，以及尿血、便血等
缓解痛风作用	苋菜含丰富的铁，可以合成红细胞中的血红蛋白，有携带氧气的功能，能维持正常的心肌活动，可预防痛风并发心脏病
食用宜忌	脾胃虚寒、肠滑腹泻者不宜食用
选购保存	①要选择叶无萎蔫的新鲜苋菜 ②苋菜可以用保鲜膜封好置于冰箱中保存 2~3 天

紫苋菜粥

原料	大米 100 克，紫苋菜 250 克
调料	盐、猪油各适量

做法

1. 将紫苋菜择洗干净，切成丝。
2. 将大米淘洗干净，放入锅内，加适量清水，煮至九分熟。
3. 加入猪油、紫苋菜丝、盐，待两三滚后即可。

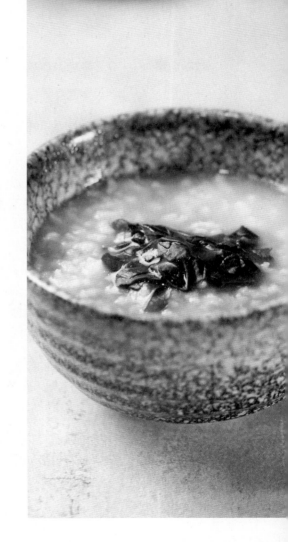

大白菜

性味 性寒，味甘。
归经 入胃、肝、肾、膀胱经。

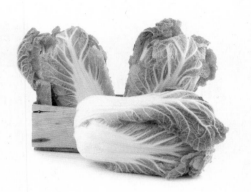

嘌呤含量	9.7 毫克 /100 克
营养成分	B 族维生素、维生素 C、胡萝卜素、钙、磷、铁、蛋白质等
食疗作用	白菜具有清热除烦、通利肠胃、利尿的作用，主治烦热口渴、小便不利或大便不通。常吃大白菜可以起到抗氧化、抗衰老作用，并可预防肠癌
缓解痛风作用	①白菜具有养胃生津、清热解毒、利尿通便等功效 ②大白菜富含多种维生素及矿物质，是一种纤维素含量很高的碱性食物，有助于碱化尿液、促进尿酸排出，对防治痛风有一定的辅助作用
食用宜忌	①脾胃虚寒的患者不宜食用 ②用作清热，煎汤不宜太久
选购保存	①挑选包得紧实、新鲜、无虫害的大白菜为宜 ②白菜为早熟品种，其质地细嫩，不耐贮存

• 蒸肉末白菜卷 •

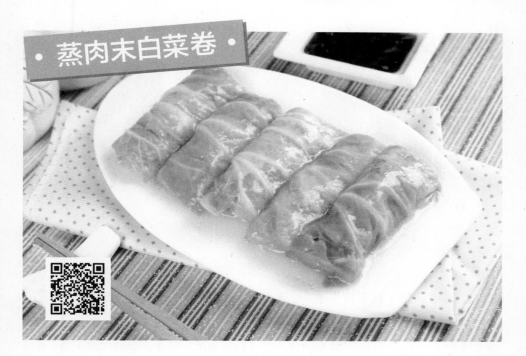

原料	白菜叶、瘦肉末各100克，清水100毫升，蛋液30毫升，葱花、姜末各3克
调料	盐、鸡粉各5克，干淀粉15克，水淀粉、料酒10毫升，胡椒粉、食用油适量

做法

1. 把瘦肉末放入碗中，加入料酒、姜末、葱花；加入3克盐、3克鸡粉，倒入蛋液，撒上胡椒粉。

2. 注入少量食用油，拌匀，倒入干淀粉，拌匀，制成肉馅，待用。

3. 锅中注水烧开，放入洗净的白菜，焯至食材断生后捞出，沥干水分。

4. 白菜叶铺开，放入适量的肉馅，包好，卷成卷，放在蒸盘中。

5. 备好电蒸锅，烧开水后放入蒸盘，盖上盖，蒸约8分钟，取出蒸盘，待用。

6. 锅置旺火上，倒入清水，大火煮沸，加入余下的盐、鸡粉。

7. 拌匀，用水淀粉勾芡，注入余下的食用油，拌匀，调成稠汁。

8. 关火后盛出，将稠汁浇在蒸熟的菜肴上即可。

茄子

性味 性凉，味甘。
归经 入脾、胃、大肠经。

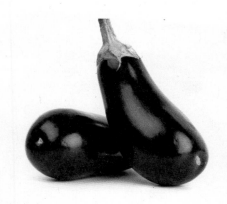

嘌呤含量	14.3 毫克 /100 克
营养成分	B 族维生素、维生素 C、胡萝卜素、蛋白质、糖类等
食疗作用	①茄子具有清热凉血、利尿消肿、活血止痛的作用，主治痰热咳嗽、血热便血、痔疮出血或大便不利、跌扑肿痛等症 ②茄子还能降血压、降胆固醇。
缓解痛风作用	茄子含丰富的维生素 P，这种物质能增强人体细胞间的黏着力，增强毛细血管的弹性，减低毛细血管的脆性及渗透性，防止微血管破裂出血，使心血管保持正常的功能，对预防痛风并发心脏病有积极的作用。
食用宜忌	适合发热、便秘、高血压、动脉硬化、坏血病、皮肤紫癜症者
选购保存	①茄子以外形均匀周正，老嫩适度，无裂口、腐烂、斑点，皮薄为佳 ②应放阴凉干燥处或放入冰箱冷藏。

香辣烤茄子

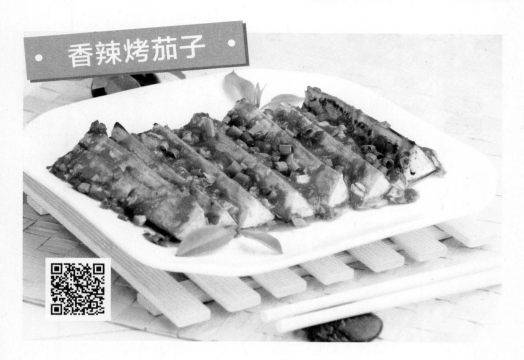

原料	茄子 200 克，蒜末、红椒末、葱末、葱花各少许
调料	盐、鸡粉、料酒、生粉、食用油、黄豆酱、辣椒酱各适量

做法

1. 洗好的茄子切开，再切成条。

2. 把切好的茄子装入盘中，待用。

3. 取一个玻璃碗，倒入蒜末、红椒末、葱末、辣椒酱、黄豆酱，拌匀。

4. 加入盐、鸡粉、料酒、生粉、食用油，拌匀，制成酱料。

5. 把酱料抹在茄子上。

6. 将茄子放入烤箱，以大火 170℃、小火 170℃烤 10 分钟至熟。

7. 取出烤好的茄子。

8. 撒上葱花即可。

胡萝卜

性味 性平，味甘。
归经 入肺、脾经。

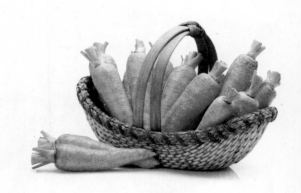

嘌呤含量	8.9 毫克 /100 克
营养成分	胡萝卜含有丰富的蔗糖、淀粉、胡萝卜素、维生素、叶酸、多种氨基酸、甘露醇、木质素、果胶钙、磷、铜、铁等
食疗作用	胡萝卜有地下"小人参"之称，具有健脾化滞、润燥明目的作用，主治脾虚消化不良、食积胀满、肝虚目暗、夜盲或小儿疳积目昏，还能预防心脏疾病、高血压与肿瘤
缓解痛风作用	胡萝卜含有丰富的胡萝卜素、膳食纤维、维生素等营养成分，能降低血脂、血糖，促进尿酸排泄，对防治痛风并发糖尿病、高血压有一定的辅助效果。
食用宜忌	①老年人、小孩、发育不良、免疫力过低人群宜多吃 ②脾胃虚寒者不宜食用
选购保存	①要选根粗大、心细小、质地脆嫩、外形完整的胡萝卜 ②可将胡萝卜加热，放凉后用容器冷藏或冷冻保存

· 胡萝卜熘白菜 ·

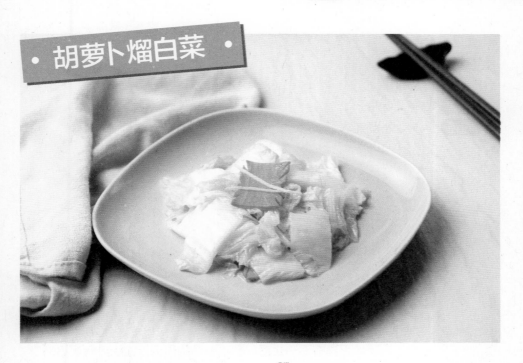

原料	胡萝卜 250 克，大白菜 300 克，姜丝适量
调料	白醋 1 匙，白糖半匙，盐、鸡精各少许，水淀粉、食用油各适量

做法

1. 将大白菜洗净去叶切成薄片，下入沸水焯烫，捞出沥净水分。
2. 将胡萝卜洗净切成片。
3. 炒锅上火烧热，加适量底油，用姜丝炝锅，放入白菜片、胡萝卜片煸炒，加入白醋、白糖、盐、鸡精调味，用水淀粉勾芡，出锅装盘即可。

黄瓜

性味 性寒，味甘。
归经 入胃、小肠经。

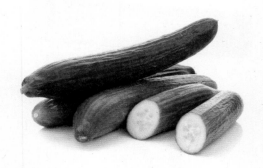

嘌呤含量	14.6 毫克 /100 克
营养成分	黄瓜含糖类、苷类、咖啡酸、绿原酸、多种氨基酸、维生素 B_2、维生素 C、挥发油、葫芦素等
食疗作用	①黄瓜具有清热止渴、利水解毒的作用，主治热病烦热、口渴、水肿、小便不利、湿热泻痢 ②黄瓜还能增强人体免疫力、抗肿瘤、抗衰老、降血糖。
缓解痛风作用	①黄瓜嘌呤含量较低，并含有钾元素，有利于尿酸的排出，能防治痛风并发肾病 ②黄瓜中含有的丙醇二酸可抑制糖类转化为脂肪，适合痛风并发肥胖、糖尿病患者食用
食用宜忌	适宜热病、肥胖、高血压、高血脂、水肿、癌症、嗜酒者食用，并且黄瓜是糖尿病病人首选的食品之一
选购保存	①宜选购外表有刺突起，头上顶着新鲜黄花的黄瓜 ②保存时先将水分擦干，再放入保鲜袋密封，放入冰箱冷藏即可

黄瓜沙拉

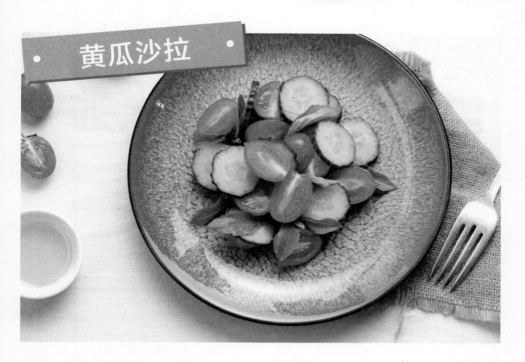

原料	圣女果 150 克，黄瓜 100 克，罗勒叶少许
调料	橄榄油 5 毫升，盐、白醋适量

做法

1. 圣女果清洗干净，切半。

2. 黄瓜清洗干净，切成片状。

3. 将上述食材装盘，加罗勒叶、橄榄油、盐、白醋，拌匀即可。

丝瓜

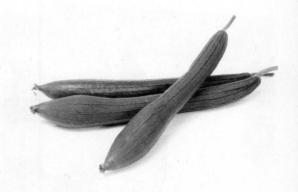

性味 性凉，味甘。
归经 入肝、胃经。

嘌呤含量	11.4 毫克 /100 克
营养成分	丝瓜含皂苷、丝瓜苦味质、瓜氨酸、木聚糖、脂肪、蛋白质、B 族维生素、维生素 C
食疗作用	丝瓜具有清热化痰、止咳平喘、凉血解毒的作用，主治湿热蕴结、发热烦渴、痰热咳嗽、咳痰黄稠、咽喉肿痛、痔疮便血等
缓解痛风作用	①丝瓜是低热量、低脂肪、低糖、低嘌呤食物，有助于尿酸盐的溶解，从而防止其沉淀 ②常食用丝瓜，对痛风并发糖尿病、高血压病、心脏病有辅助治疗作用
食用宜忌	①一般人群均可食用，月经不调、身体疲乏、痰喘咳嗽以及产后乳汁不通的妇女宜吃 ②脾胃阳虚、大便泄泻者慎用
选购保存	①要选择瓜形完整、无虫蛀、无破损的新鲜丝瓜 ②丝瓜放置在阴凉通风处可保存 1 周左右

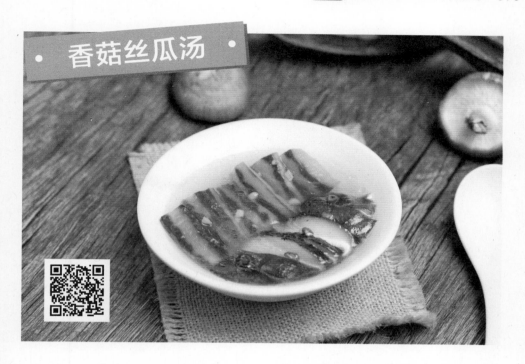

香菇丝瓜汤

原料 鲜香菇 30 克，丝瓜 120 克，高汤 200 毫升，姜末、葱花各少许

调料 盐、食用油各少许

做法

1. 洗好的香菇切粗丝。
2. 去皮洗净的丝瓜对半切开，再切成条形，改切成小块。
3. 用油起锅，下入姜末，用大火爆香。
4. 放入香菇丝，翻炒几下至其变软；放入切好的丝瓜，翻炒匀。
5. 待丝瓜析出汁水后注入备好的高汤，搅拌匀。
6. 再盖上锅盖，用大火煮片刻至汤汁沸腾。
7. 取下盖子，加入盐，拌匀调味，续煮片刻至入味。
8. 关火后盛出煮好的丝瓜汤。
9. 放在汤碗中，撒上葱花即成。

苦瓜

性味 性寒，味苦。
归经 入心、脾、胃经。

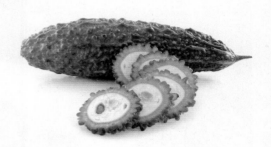

嘌呤含量	11.3 毫克 /100 克
营养成分	苦瓜含苦瓜苷、5- 羟基色胺、谷氨酸、丙氨酸、脯氨酸、α - 氨基丁酸、瓜氨酸、半乳糖醛酸、果胶等
食疗作用	①苦瓜具有清热消暑、解毒消肿的作用 ②主治热病或暑热烦渴、肝热目赤或疼痛、湿热痢疾
缓解痛风作用	①苦瓜含有丰富的钾元素及维生素 C，有"植物胰岛素"之称，属于低热量、低脂肪、低嘌呤的碱性食物 ②苦瓜中还含有一种类胰岛素的物质，有降糖、降脂的作用，对痛风并发糖尿病有辅助治疗的作用
食用宜忌	①一般人群均可食用苦瓜，糖尿病、癌症、痱子患者适宜食用②脾胃虚寒者慎用，孕妇忌用
选购保存	①要选择颜色青翠、新鲜的苦瓜 ②苦瓜不宜冷藏，置于阴凉通风处可保存 3 天左右

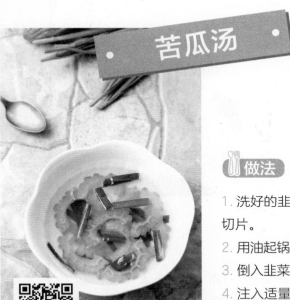

苦瓜汤

原料	苦瓜 150 克，韭菜 65 克
调料	盐和食用油各少许

做法

1. 洗好的韭菜切段；苦瓜对半切开，去瓤，切片。
2. 用油起锅，倒入苦瓜片，翻炒至变色。
3. 倒入韭菜段，快速翻炒出香味。
4. 注入适量清水，搅匀，大火略煮一会儿，至食材变软，加盐调味。
5. 关火后盛出煮好的汤料，装入碗中即可。

苦瓜玉米粒

原料	玉米粒 150 克，苦瓜 80 克，彩椒、青椒、姜末各少许
调料	食用油、盐、甜辣酱各适量

做法

1. 将洗净的苦瓜去瓜瓤，切菱形块；洗好的青椒、彩椒切条形，再切丁。
2. 锅中注水烧开，倒入洗净的玉米粒、苦瓜、彩椒、青椒，煮至食材断生，捞出，沥干水分。
3. 用油起锅，撒上姜末，爆香；倒入食材，加盐、甜辣酱，大火快炒，至食材熟软即可。

冬瓜

性味 性凉，味甘、淡。
归经 入肺、大肠、膀胱经。

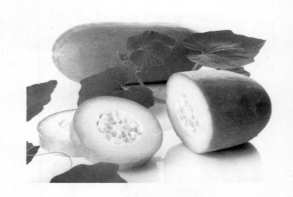

嘌呤含量	2.8 毫克 /100 克
营养成分	含蛋白质、糖类、粗纤维、胡萝卜素、维生素 B$_1$、维生素 B$_2$、维生素 C、烟酸等
食疗作用	冬瓜具有清热化痰、除烦止渴、利尿消肿的作用，能降低体内胆固醇、降血脂、降血压，还能保护肝肾
缓解痛风作用	①冬瓜是名副其实的高钾低钠食品，嘌呤含量很低，所含的维生素 C 能促进尿酸排泄 ②冬瓜本身几乎不含脂肪，热量低，肥胖的痛风患者可以长期食用，在减肥的同时也可缓解关节疼痛
食用宜忌	①热病口干烦渴，小便不利者宜食 ②脾胃虚寒、腹泻、久病滑泄者忌食
选购保存	①选择外形完整、无虫蛀、无外伤的新鲜冬瓜 ②冬瓜放置在阴凉通风处可长时间保存

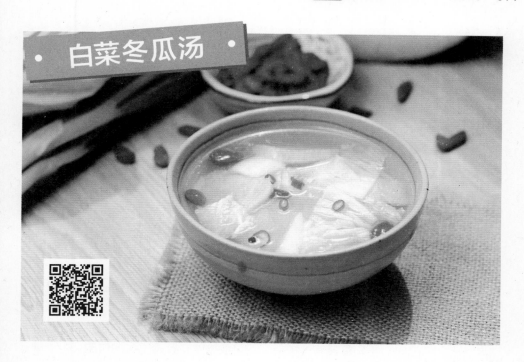

白菜冬瓜汤

原料	大白菜 180 克，冬瓜 200 克，枸杞 8 克，姜片、葱花各少许
调料	盐 2 克，鸡粉 2 克，食用油适量

🍴 做法

1. 将洗净去皮的冬瓜切成片，洗好的大白菜切成小块。

2. 用油起锅，放入少许姜片，爆香。

3. 倒入冬瓜片，翻炒匀；放入大白菜，炒匀。

4. 倒入适量清水，放入洗净的枸杞。

5. 盖上盖，烧开后用小火煮 5 分钟，至食材熟透。

6. 揭盖，加入适量盐、鸡粉，用锅勺搅匀调味。

7. 将煮好的汤料盛出，装入碗中，撒上葱花即成。

8. 揭开锅盖，加入适量盐，用勺搅匀调味即可。

南瓜

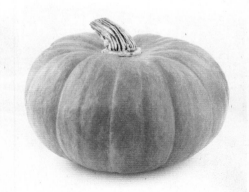

性味 性温，味甘。
归经 入脾、胃经。

嘌呤含量	3 毫克 /100 克
营养成分	胡萝卜素、B 族维生素、维生素 C、淀粉、葡萄糖、蔗糖、甘露醇、钙、铁等
食疗作用	①南瓜具有补中益气、化痰排脓、解毒驱虫的作用，主治脾弱气虚或营养不良、肺痈咯脓痰、蛔虫病 ②南瓜还能通便解毒、降血糖，预防高血压和高血脂
缓解痛风作用	南瓜是一种碱性食物，热量低，含钾元素较多，嘌呤含量低，可以减少尿酸在体内的生成量，还能够促进尿酸排泄，对防治痛风并发肥胖症、糖尿病有一定的辅助疗效
食用宜忌	①适宜糖尿病、动脉硬化、胃黏膜溃疡、烫灼伤等患者食用 ②气滞湿阻、产后痧痘、气滞湿阻病症患者不宜食用
选购保存	①应挑选外形完整、瓜梗连着瓜身的新鲜南瓜 ②南瓜切开后，可将南瓜子去掉，用保鲜袋装好后放入冰箱冷藏保存

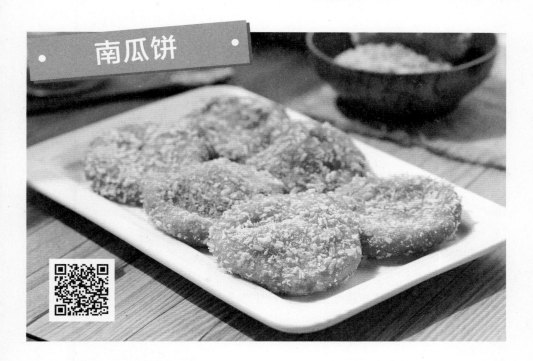

南瓜饼

原料	熟南瓜块 300 克，糯米粉 500 克，面包糠 70 克
调料	豆沙 80 克，白糖 100 克，食用油适量

做法

1. 将熟南瓜捣烂，搅拌成泥。

2. 将南瓜泥中加入白糖、放入糯米粉拌匀；中途按量加糯米粉揉搓，和成粉团。

3. 将粉团揉搓成长条，摘成数个大小合适的生坯。

4. 将生坯按扁，豆沙揉成条，摘成小块，放入生坯中，收紧包裹严实，按成饼状。

5. 南瓜饼生坯制成，盛入铺有面包糠的盘中，蘸匀面包糠。

6. 锅中倒入适量油，烧至四五成热，放入南瓜饼生坯。

7. 炸约 2 分钟至熟，捞出，按此方法将剩余的南瓜饼炸熟；将炸制好的南瓜饼装入盘内即成。

洋葱

性味 性温，味甘、微辛。
归经 入肝、脾、肺、胃经。

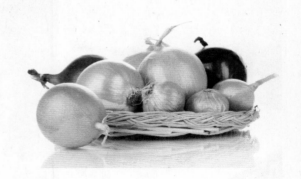

嘌呤含量	3.5 毫克 /100 克
营养成分	洋葱含维生素 B$_1$、维生素 B$_2$、维生素 C 和胡萝卜素、钙、磷、铁等
食疗作用	①洋葱可用于降低血压、降低血糖、提神醒脑、缓解压力、预防感冒 ②洋葱还能增强新陈代谢能力、抗衰老、预防骨质疏松，是适合中老年人的保健食物
缓解痛风作用	洋葱能抑制高脂肪饮食引起的胆固醇升高，具有较好的降压作用，有防止血栓形成的功效
食用宜忌	①一般人群均可食用，尤适宜高血压、动脉硬化等心血管疾病患者 ② 皮肤瘙痒性疾病、眼疾、胃病患者慎食
选购保存	①要挑选球体完整、没有裂开、表皮完整光滑的洋葱 ②应将洋葱放入网袋中，悬挂在室内阴凉通风处保存

洋葱汤

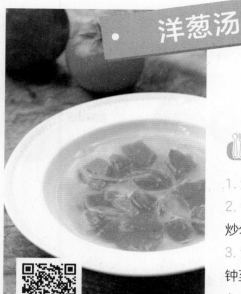

原料	西红柿 150 克，洋葱 100 克
调料	盐、食用油各适量

做法

1. 洗净去皮的洋葱切成丝，西红柿切成小块。
2. 锅中注入食用油烧热，放入洋葱丝，快速炒匀，倒入切好的西红柿块。
3. 注入适量清水，盖上锅盖，烧开后煮 2 分钟至食材熟透。
4. 揭开锅盖，加适量盐，用勺搅匀调味即可。

洋葱沙拉

原料	洋葱、彩椒、西红柿、黄瓜各 50 克
调料	橄榄油、醋和盐各少许

做法

1. 洋葱洗净，切圈；黄瓜洗净，切块；西红柿洗净，切块；彩椒洗净，切丝。
2. 将洋葱圈、彩椒丝、西红柿块、黄瓜块一同放入碗中，加入醋、盐、橄榄油拌匀即可。

苹果

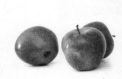
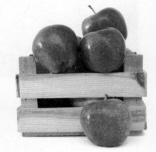

性味 性凉，味甘、微酸。

归经 归脾、肺经。

嘌呤含量	1.3 毫克 /100 克
营养成分	富含糖类、蛋白质、脂肪、磷、铁、钾、苹果酸、果胶、纤维素、B 族维生素、维生素 C 及微量元素
食疗作用	苹果具有润肺、健胃、生津、止渴、止泻、消食、顺气、醒酒的功效
缓解痛风作用	苹果中的胶质和微量元素铬能维持血糖的稳定，有效地降低胆固醇；苹果属于碱性食物，食用后能够中和体内的酸性食物，使结晶的尿酸溶解，变为碱性尿液排出体外，对缓解痛风症状非常有益
食用宜忌	大多数人都可以食用，胃寒病者忌食
选购保存	①应挑个头适中，果皮光洁、颜色艳丽的苹果 ②苹果放在阴凉处可以保存 7~10 天，如果装入保鲜袋放入冰箱可保存更长时间

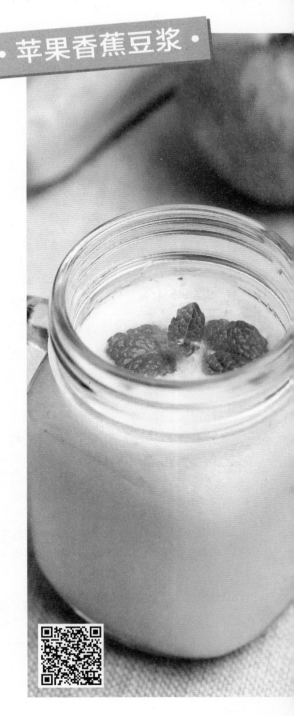

• 苹果香蕉豆浆 •

原料 | 苹果 30 克，香蕉 20 克，水发黄豆 50 克

做法

1. 洗净的苹果切开，去核，再切成小块；洗好的香蕉剥去皮，切成片，待用。

2. 将已浸泡 8 小时的黄豆倒入碗中，注入适量清水，用手搓洗干净。

3. 洗好的黄豆倒入滤网，沥干水分。

4. 将备好的黄豆、苹果、香蕉倒入豆浆机中。

5. 注入适量清水，至水位线即可。

6. 盖上豆浆机机头，选择"五谷"程序，再选择"开始"键，开始打浆。

7. 待豆浆机运转约 15 分钟，即成豆浆；将豆浆机断电，取下机头。

8. 把煮好的豆浆倒入滤网，滤取豆浆，倒入碗中即可。

梨

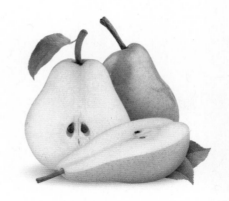

性味 性寒、味甘、微酸。
归经 归肺、胃经。

嘌呤含量	1.1 毫克 /100 克
营养成分	含有糖类、粗纤维、镁、硒、钾、钠、钙、磷、铁、胡萝卜素、维生素 B₁、维生素 B₂、维生素 C 及膳食纤维
食疗作用	梨有止咳化痰、清热降火、养血生津、润肺去燥、润五脏、镇静安神等功效
缓解痛风作用	梨富含 B 族维生素、维生素 E 和果胶，能减轻疲劳，增强心肌活力，保护心血管，降低血压；还可润肠、促消化，有利于体内废物及尿酸排出体外，对防治痛风、风湿病和关节炎有一定的辅助疗效
食用宜忌	①肺热咳嗽、咽喉干痛、急慢性支气管炎、便秘者宜食 ②便溏、慢性肠炎、胃寒病、糖尿病、产妇及经期中的女性慎食
选购保存	①应选表皮光滑、无孔洞虫蛀、无碰撞的果实，且要能闻到果香 ②应以防腐、防褐变和使细胞软化为主要目标

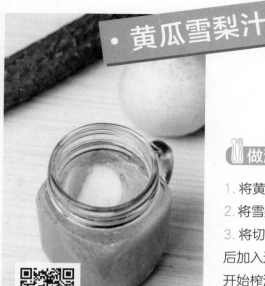

·黄瓜雪梨汁·

原料	黄瓜 100 克，雪梨 70 克

做法

1. 将黄瓜洗净后，取果肉，切成均匀的小块。
2. 将雪梨洗净后，保留果皮，去核，切成块状。
3. 将切好的黄瓜块、雪梨块放入榨汁机，然后加入适量纯净水，盖好盖子，启动榨汁机，开始榨汁。
4. 将榨出来的蔬果汁倒入杯中即可饮用。

·雪梨银耳汤·

原料	水发银耳 150 克，去皮雪梨半个，大枣 5 颗
调料	冰糖 8 克

做法

1. 将泡好的银耳根部去除，切小块。洗净的雪梨取果肉切小块。
2. 取出电饭锅，打开盖子，通电后倒入银耳、雪梨、洗净的大枣和冰糖。
3. 加入适量清水至没过食材，盖上盖，调至"甜品汤"状态，煮 2 小时至食材熟软入味。
4. 断电后将煮好的甜品汤装碗即可。

橙子

性味 性平，味甘、酸。
归经 入肺、胃经。

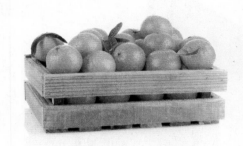

嘌呤含量	3 毫克 /100 克
营养成分	橙子含橙皮苷、柠檬酸、苹果酸、葡萄糖、果糖、蔗糖、维生素 A、B 族维生素、维生素 C 等
食疗作用	橙子具有开胃理气、润肺止咳的功效，主治胃阴不足、胸中烦热、满闷不舒、口中干渴、呕逆少食、肺燥咳嗽
缓解痛风作用	橙子中维生素 C、胡萝卜素及钾的含量丰富，能软化和保护血管、降低胆固醇和血脂，促进尿酸的溶解及排泄，从而改善血液循环，对防治痛风并发高血压病、高脂血症有一定的辅助作用
食用宜忌	①胸膈满闷，恶心欲吐，以及瘿瘤者宜食 ②饮酒过多，宿醉未醒者宜食；糖尿病人不宜食用
选购保存	①要选择果实饱满、有弹性、着色均匀、能散发出香气的果实②橙子较耐储藏，可放在阴凉通风处保存半个月

•橙子胡萝卜姜汁•

原料	橙子 250 克，胡萝卜 100 克，清水 100 毫升，椰子油 3 毫升，姜片适量
调料	白糖适量

做法

1. 洗净去皮的胡萝卜切厚片，切条，改成丁。

2. 洗净的橙子对切开，切片，去皮，取果肉，将果肉切成小块，待用。

3. 备好榨汁机，将胡萝卜、橙子肉放入榨汁杯。

4. 放入姜片，注入清水，倒入椰子油。

5. 盖上盖，将榨汁杯安在底座上，选择"榨汁"功能，将食材榨成汁。

6. 揭开盖，将蔬果汁倒入杯中，加白糖拌匀即可。

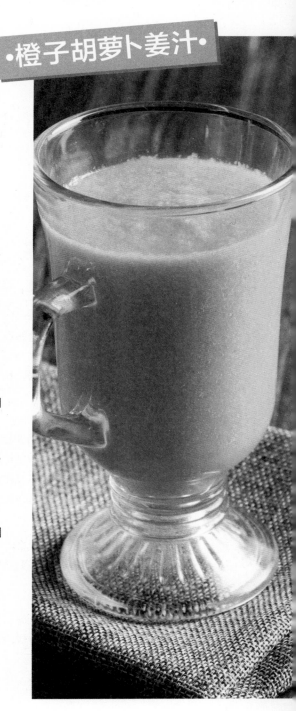

柠檬

性味 性微寒，味酸、微甘。
归经 入肺、胃经。

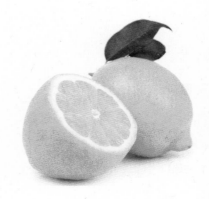

嘌呤含量	3.4 毫克 /100 克
营养成分	含糖类、柠檬酸、苹果酸、枸橼酸、橙皮苷、柚皮苷、维生素 B_1、维生素 B_2、维生素 C、烟酸、钙、磷、铁等
食疗作用	①柠檬具有清热解暑、生津止渴、和胃降逆、化痰止咳的作用 ②主治暑热烦渴、胃热伤津、口渴喜饮、胃气不和、呕哕少食、痰热咳嗽等
缓解痛风作用	①柠檬中丰富的柠檬酸有收缩、增固毛细血管，调节血管通透性，提高凝血功能的作用 ②同时柠檬中丰富的维生素 C、钾、钙等物质可增强造血功能，对防治痛风有良好的效果
食用宜忌	暑热口干烦躁、消化不良者，维生素 C 缺乏者，肾结石患者，高血压、心肌梗死患者适宜食用
选购保存	①要选果皮有光泽、新鲜而完整的果实 ②放入冰箱中可长期保存

·柠檬浇汁莲藕·

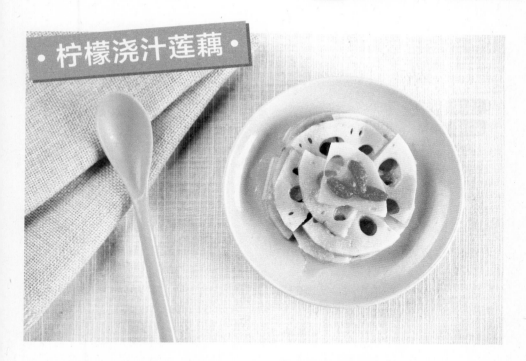

原料	莲藕 200 克，枸杞 5 粒
调料	牛奶 15 毫升，柠檬汁 15 毫升，蜂蜜 10 毫升，橄榄油 5 毫升

做法

1. 莲藕洗干净，刮去表皮，切成 0.5 厘米厚的片。
2. 枸杞用温水泡发。
3. 大火烧开煮锅中的水，放入切好的藕片，余烫 1 分钟，捞出，放入冷水中浸泡。
4. 将牛奶、柠檬汁、蜂蜜、橄榄油混合，搅成酱汁。
5. 将莲藕片从冷水捞出，沥干，切小块，放入盘中，淋上调好的酱汁，撒上泡发的枸杞即可。

香蕉

性味 性寒、味甘。
归经 归脾、胃经。

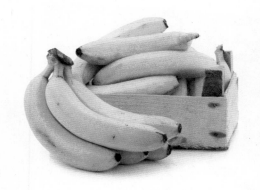

嘌呤含量	1.2 毫克 /100 克
营养成分	香蕉富含丰富的磷、蛋白质、糖、钾、维生素 A 和维生素 C，同时纤维也多，堪称相当好的营养食品
食疗作用	常吃香蕉可防止高血压，预防疲劳，延年益寿，防治胃溃疡，预防便秘等
缓解痛风作用	①香蕉是低热量、低脂肪、低胆固醇食物，有利于减肥降脂，非常适合痛风并发肥胖症、高脂血症患者食用 ②香蕉富含钾元素，能促进尿酸排出体外，减少尿酸沉积，不过痛风并发肾病患者不宜多食
食用宜忌	①适宜高血压、冠心病、动脉硬化、便秘者食用 ②慢性肠炎、腹泻、大便溏薄、胃酸过多者不宜食用
选购保存	青色带微黄的香蕉很新鲜，或淡黄色的香蕉是全熟的，但淡黄的香蕉不耐久放

•芒果香蕉沙拉•

原料	生菜、胡萝卜、紫甘蓝、黄瓜各40克，圣女果、紫葡萄各35克，香蕉75克
调料	沙拉酱适量

做法

1. 将洗净的生菜切细丝。

2. 去皮洗净的胡萝卜切成丝。

3. 洗净的黄瓜切条形，去瓤，再切块。

4. 香蕉去皮，将果肉切段。

5. 洗净的紫甘蓝切细丝，备用。

6. 取一个大碗，倒入切好的食材。

7. 放入备好的紫葡萄、圣女果，摆放好。

8. 挤上适量沙拉酱即成。

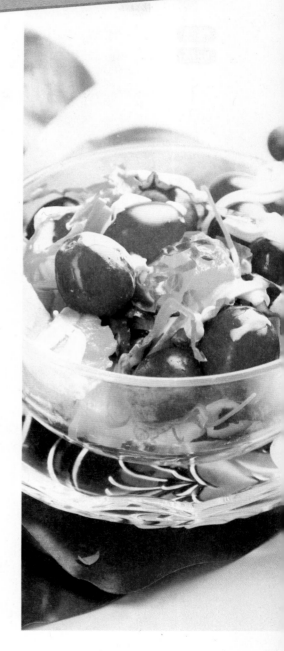

葡萄

性味 性平、味甘酸。
归经 入肺、脾、肾经。

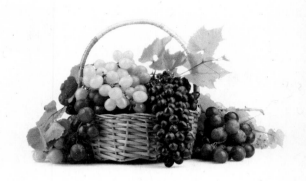

嘌呤含量	0.9 毫克 /100 克
营养成分	葡萄中含有钙、钾、磷、铁及 B 族维生素、维生素 C 和维生素 P 等，还含有多种人体所需的氨基酸
食疗作用	①葡萄中含有的大量果酸有助于消化，可起到健脾和胃的作用 ②葡萄还有滋阴补血、强健筋骨、通利小便的功效，是一种滋补性很强的水果
缓解痛风作用	①葡萄是一种碱性水果，含水量高，能够减少血液内尿酸的含量 ②葡萄中所含的白藜芦醇能够很好地阻止血栓的形成，降低胆固醇，经常食用可缓解痛风并发高脂血症
食用宜忌	①适合冠心病、高血压、风湿性关节炎等患者食用 ②糖尿病、脾胃虚寒者及孕妇不宜多食
选购保存	把葡萄拿在手上掂一下，如果有果粒掉下来则表明葡萄熟过了头或放得太久，不可购买

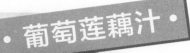

葡萄莲藕汁

原料	葡萄 120 克，莲藕 200 克
调料	蜂蜜少许

 做法

1. 从洗好的葡萄串上摘取果实，待用。
2. 去皮洗净的莲藕切开，再切块，备用。
3. 取榨汁机，倒入藕块、葡萄，注入适量凉开水，盖好盖子。
4. 选择"榨汁"功能，榨约半分钟。
5. 断电后倒入藕汁，滤入杯中，加入少许蜂蜜，拌匀即可。

蓝莓葡萄汁

原料	葡萄 30 克，蓝莓 20 克

 做法

1. 取榨汁机，选择搅拌刀座组合。
2. 倒入洗净的蓝莓、葡萄。
3. 倒入适量纯净水。
4. 盖上盖，选择"榨汁"功能，榨取果汁。
5. 将榨好的果汁倒入滤网中，滤入杯中即可。

石榴

性味 性温、味甘、酸、涩。
归经 入肺、肾、大肠经。

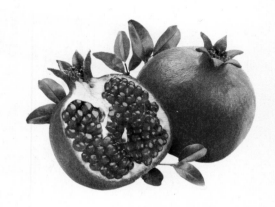

嘌呤含量	0.8 毫克 /100 克
营养成分	含有维生素 C、B 族维生素、有机酸、糖类、蛋白质、糖类、脂肪，以及钙、磷、钾等矿物质
食疗作用	石榴具有生津止渴、涩肠止泻、杀虫止痢的功效，还有抑制细菌、抗病毒的作用
缓解痛风作用	①石榴属浆果类，含有多种营养成分，如糖分、酸、磷、钙、铁等 ②石榴的维生素 E 和多酚含量高，抗氧化性强，涩肠止血，可很好地降低血脂，促进尿酸的排泄，可作为治疗痛风的辅助食物
食用宜忌	①发热、慢性腹泻、大便溏薄、酒醉烦渴、口臭和患扁桃体炎者宜食 ②大便秘结、糖尿病、感冒、肺病患者慎用
选购保存	①选购时，以果实饱满、重量较重，且果皮表面色泽较深的为好 ②石榴不宜保存，建议买回后 1 周之内吃完

柳橙石榴汁

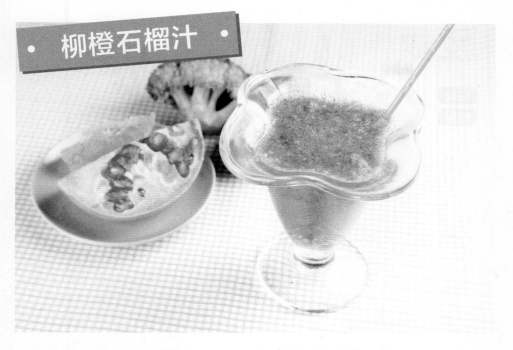

原料	石榴、柳橙各 150 克，菠菜叶 60 克
调料	蜂蜜 35 克

做法

1. 柳橙切成小瓣，去皮。

2. 石榴切开，取出石榴子。

3. 锅中注入适量清水烧开，倒入菠菜叶，焯片刻。

4. 关火后捞出焯好的菠菜叶，沥干水分，装入盘中，待用。

5. 取榨汁机，倒入石榴子、橙子肉、菠菜叶，注入适量清水。

6. 盖上盖子，选择"榨汁"功能，开始榨汁，榨约 30 秒，倒入杯中，加蜂蜜调味即可。

菠萝

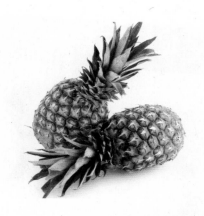

性味 性平，味甘、微酸。
归经 入胃、膀胱经。

嘌呤含量	0.9 毫克 /100 克
营养成分	菠萝中含有大量的果糖、葡萄糖、B 族维生素、维生素 C、磷、柠檬酸和蛋白酶等物质，还含多种有机酸及菠萝蛋白酶等
食疗作用	①具有生津止渴、开胃顺气、助消化的作用。主治口干烦渴、 ②消化不良、少食腹泻、肾炎、支气管炎、糖尿病等症
缓解痛风作用	菠萝中含有一种叫"菠萝朊酶"的物质，它能分解蛋白质，还有溶解阻塞于组织中的纤维蛋白和血凝块的作用，能改善局部的血液循环，消除炎症和水肿。因此，食用菠萝能改善痛风的病症
食用宜忌	①肾炎、高血压、支气管炎、消化不良者适宜 ②糖尿病、湿疹、发热者慎用
选购保存	①菠萝选果实呈圆柱形或两头稍尖的卵圆形，大小均匀适中，果形端正，芽眼数量少的 ②阴凉干燥处保存即可

•西蓝花菠萝汁•

原料 | 西蓝花 140 克，菠萝肉 90 克

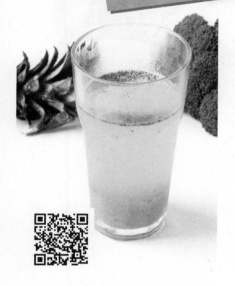

做法

1. 洗净的西蓝花切小朵。
2. 菠萝肉切条形，改切小块。
3. 锅中注入适量纯净水烧开，放入切好的西蓝花，用大火焯至断生，捞出过冷开水。
4. 取榨汁机，放入西蓝花和菠萝块，加入适量纯净水，榨取果汁即可。

•冬瓜菠萝汁•

原料 | 冬瓜 100 克，菠萝 90 克

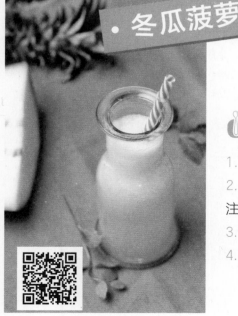

做法

1. 将冬瓜及菠萝去皮取肉，洗净，切小块。
2. 将切好的冬瓜、菠萝倒入备好的榨汁机中，注入适量纯净水。
3. 盖好盖子，启动榨汁机，榨出蔬果汁。
4. 将蔬果汁倒入干净的杯子中即可享用。

西瓜

性味 性寒、味甘。
归经 归心、胃、膀胱经。

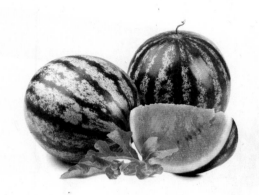

嘌呤含量	1.1 毫克 /100 克
营养成分	葡萄糖、蛋白质、维生素 B$_1$、维生素 B$_2$、维生素 C 及钙、铁、磷、钾等矿物质和有机酸
食疗作用	西瓜生食能解渴生津、解暑热烦躁，同时具有宽中下气、利小便、治血痢、解酒毒、治口疮等作用
缓解痛风作用	西瓜中的瓜氨酸有利尿作用，可以降低血中的尿酸。西瓜富含维生素，几乎不含嘌呤，能促进机体新陈代谢，使尿酸排出体外，适宜痛风急性期和高血压患者食用，但血糖高的患者不宜食用
食用宜忌	①适合慢性肾炎、高血压、黄疸肝炎、胆囊炎、膀胱炎等患者 ②脾胃虚寒、寒积腹痛者忌食
选购保存	①以指轻弹，声音疲而浊，且有震动的传音，就是熟瓜 ②成熟的瓜，因瓜肉细脆、组织松弛，重量就比生瓜轻些

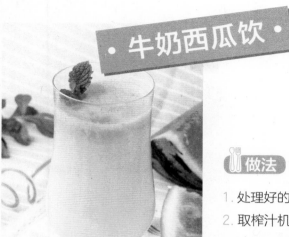

牛奶西瓜饮

原料	西瓜 100 克，牛奶 50 毫升，冰块 50 克
调料	蜂蜜适量

做法

1. 处理好的西瓜去皮取肉，切成大块，待用。
2. 取榨汁机，倒入西瓜块。
3. 注入适量的凉开水。
4. 盖上盖，启动榨汁机榨取果汁。
5. 掀开盖，将果汁倒入装有牛奶的杯中。
6. 倒入备好的冰块即可饮用。
7. 加入少许蜂蜜，拌匀即可。

西瓜草莓汁

原料	去皮西瓜150克，草莓 50 克，柠檬半只

做法

1. 西瓜切块。
2. 洗净的草莓去蒂，切块，待用。
3. 将西瓜块和草莓块倒入榨汁机中。
4. 挤入柠檬汁。
5. 注入 100 毫升凉开水。
6. 盖上盖，启动榨汁机，榨约 15 秒成果汁。
7. 断电后将果汁倒入杯中即可。

哈密瓜

性味 性寒，味甘。
归经 入心、胃经。

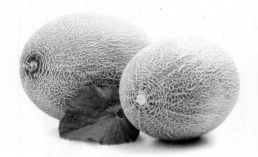

嘌呤含量	4 毫克 /100 克
营养成分	含有苹果酸、果胶物质、维生素 A、B 族维生素、维生素 C，烟酸及钙、磷、铁等
食疗作用	①哈密瓜对人体造血功能有显著的促进作用，可以作为贫血的食疗之品 ②有清凉消暑、除烦热、生津止渴的作用
缓解痛风作用	哈密瓜营养丰富，含有蛋白质、膳食纤维及钾等多种营养成分，而且嘌呤含量为 4 毫克 /100 克，极低，能促进尿酸排出，还能够保持正常的心率和血压，可以有效地预防痛风并发冠心病
食用宜忌	①肾病、胃病、咳嗽痰喘、贫血、便秘者适宜 ②糖尿病、腹胀、便溏者慎用
选购保存	①挑瓜时用手摸一摸，如果瓜身坚实微软，说明成熟度比较适中 ②哈密瓜在阴凉通风处储存，可放 2 周左右

·哈密瓜葡萄汁·

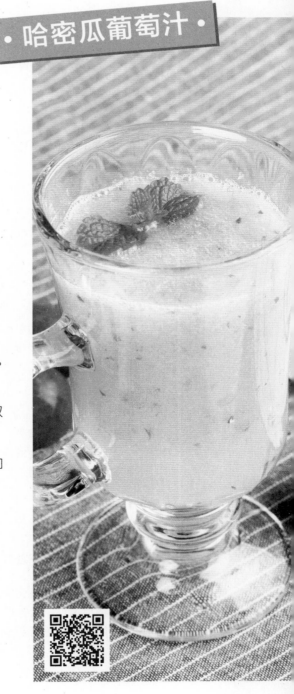

原料	哈密瓜 150 克，葡萄 70 克
调料	白糖适量

做法

1. 洗净的葡萄对半切开，剔去子。
2. 处理好的哈密瓜切成条，切小块，待用。
3. 备好榨汁机，倒入葡萄、哈密瓜块。
4. 倒入适量的凉开水。
5. 盖上盖，调转旋钮至 1 档，榨取果汁。
6. 将榨好的果汁倒入杯中即可，加入白糖拌匀即可。

大米

性味 性平，味甘。
归经 入脾、胃、肺经。

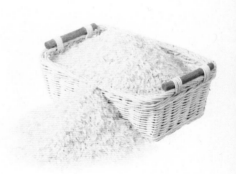

嘌呤含量	18.4 毫克 /100 克
营养成分	大米含有氨基酸、糖类、B 族维生素等
食疗作用	大米具有补中益气、健脾和胃的作用。古代养生家倡导"晨起食粥"，认为粥可以生津液，多食有"强身好颜色"的作用
缓解痛风作用	大米为低嘌呤食物，可为痛风患者提供足量的糖类，补充能量，并且大米能健脾和胃，可以防治过量食用其他利水消肿食物导致的脾胃虚损
食用宜忌	①适宜体虚、高热、久病初愈、妇女产后、老年人及婴幼儿消化力减弱者 ②糖尿病患者不宜多食
选购保存	①选购时以外观完整、坚实、饱满、无虫蛀、无霉点、没有异物夹杂现象者为佳 ②用木质有盖容器装盛，置于阴凉、干燥、通风处保存

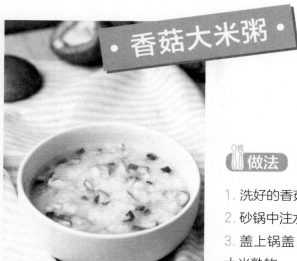

● 香菇大米粥 ●

原料	水发大米 120 克，鲜香菇 30 克
调料	盐、食用油各适量

做法

1. 洗好的香菇切成丝，改切成粒，备用。
2. 砂锅中注水烧开，倒入洗净的大米，拌匀。
3. 盖上锅盖，烧开后用小火煮约 30 分钟至大米熟软。
4. 揭开锅盖，倒入香菇粒，拌匀，煮至断生；加少许盐、食用油，搅拌片刻即可。

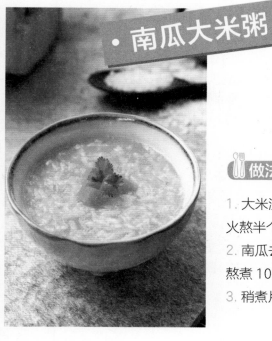

● 南瓜大米粥 ●

原料	南瓜 200 克，大米 30 克

做法

1. 大米洗净，加 5 倍水，大火烧开后，转小火熬半个小时。
2. 南瓜去子去皮，切成小丁，放入大米粥中熬煮 10 分钟，使南瓜丁变软。
3. 稍煮片刻，装碗即可。

薏米

性味 性微温，味甘、淡。
归经 入脾、胃、肺经。

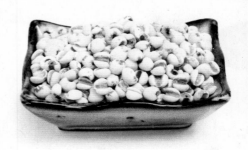

嘌呤含量	25 毫克 /100 克
营养成分	薏米含糖类、脂肪、氨基酸、维生素 B$_1$
食疗作用	薏米具有健脾渗湿、除痹止泻、清热排脓的作用，可用于水肿、脚气、小便不利、湿痹拘挛、脾虚泄泻、肺痈、肠痈、扁平疣
缓解痛风作用	薏米中含有维生素、矿物质、蛋白质、膳食纤维等营养成分，能够促进尿酸排出，还能降压、降脂、降糖、利尿，对防治痛风及其并发症有较好的作用
食用宜忌	①适用于脚气水肿、癌瘤初期 ②脾虚无湿、大便燥结者及孕妇慎服
选购保存	①薏米以粒大完整、结实及粉屑少，且带有清新气息者为佳 ②装于有盖密封容器内，置于阴凉、通风、干燥处保存

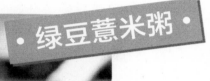

原料	绿豆、薏米各 50 克，糯米 80 克
调料	冰糖适量

 做法

1. 将各原料洗净，浸泡。
2. 将所有原料放入煮锅中，加适量水。
3. 大火煮开后改小火煮 40 分钟。
4. 加入冰糖，中火再煮 25 分钟即可。

原料	冬瓜 90 克，水发薏米 55 克
调料	盐 2 克

 做法

1. 将洗净的冬瓜切块，装盘，待用。
2. 锅中注入适量水，放入泡好的薏米，搅匀。
3. 盖上盖，烧开后用小火煮 20 分钟，至薏米熟软；揭盖，放入冬瓜，续煮 15 分钟。
4. 揭盖，放入盐，用勺搅匀，煮至沸，关火后将汤料盛出，装入碗中即可。

糯米

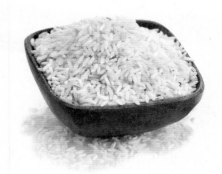

性味 性微温，味甘。

归经 入脾、胃、肺经。

嘌呤含量	17.7 毫克 /100 克
营养成分	糯米含有蛋白质、脂肪、糖类、钙、磷、铁、维生素 B$_1$、维生素 B$_2$、烟酸及淀粉等
食疗作用	糯米具有健脾胃、益肺气的作用。主治脾胃虚弱、体倦乏力、进食减少、腹泻、气虚自汗等病症
缓解痛风作用	糯米中含有丰富营养素，常食用对身体具有滋补的作用。而且糯米所含的嘌呤很低，钾含量较高，钠含量较低，能调节体内电解质平衡，有助于体内尿酸代谢，痛风患者常食用有利于缓解症状
食用宜忌	肺结核、神经衰弱、体虚自汗、盗汗、血虚头晕眼花、脾虚腹泻者宜用
选购保存	①糯米以米粒饱满、色泽白、没有杂质和虫蛀现象者为佳 ②装于有盖密封的容器中，置通风、阴凉、干燥处储存

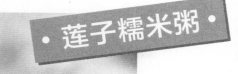

莲子糯米粥

原料	糯米 100 克，莲子 60 克
调料	白糖适量

 做法

1. 将莲子用水泡软，冲洗干净；糯米洗净。
2. 将莲子、糯米一起放入锅中煮成粥，粥熟加入白糖，稍煮即可。

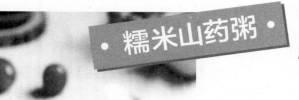

糯米山药粥

原料	糯米、大米各 50 克，山药适量

 做法

1. 山药去皮，洗干净后切成小块。
2. 糯米和大米洗干净后加水煲粥，至七成熟后放入山药一起煲煮至熟。

高粱

性味 性温，味甘。
归经 入脾、胃经。

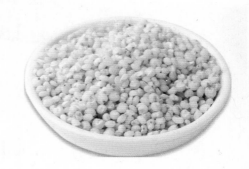

嘌呤含量	9.7 毫克 /100 克
营养成分	高粱中含有蛋白质、膳食纤维、胡萝卜素、维生素、钙、磷、钾、钠等成分
食疗作用	高粱能和胃、健脾、止泻，有固涩肠胃、抑制呕吐、益脾温中、催治难产等作用
缓解痛风作用	高粱有健脾益胃、充饥养身、通利小便的作用。煮粥滋养，适宜脾虚有水湿者食用。高粱还具温中、燥湿、收敛的功效，高粱叶可和胃、止呕，高粱根利水止血，高粱霉则有燥湿、收敛、止血的功效，适用于痛风寒湿内盛者
食用宜忌	①适宜消化不良、脾胃气虚、大便溏薄、肺结核病人 ②糖尿病患者应禁食，大便燥结或便秘者应少食或不食
选购保存	①高粱以饱满、色泽好、无杂质、无虫蛀，且带有清香气息为佳 ②装入有盖容器中，置于通风、干燥处保存

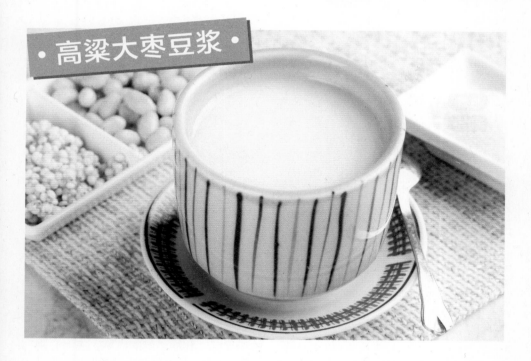

·高粱大枣豆浆·

原料 水发高粱米 50 克，水发黄豆 55 克，大枣 12 克

做法

1. 洗净的大枣切开，去核，把果肉切成小块，备用。

2. 将已浸泡 8 小时的黄豆倒入碗中，放入泡发好的高粱米。

3. 加入适量清水，用手搓洗干净。

4. 将洗好的材料倒入滤网，沥干水分，再倒入豆浆机中，放入大枣。

5. 注入适量清水，至水位线即可。

6. 盖上豆浆机机盖，选择"五谷"档，再选择"开始"键，开始打浆。

7. 待豆浆机运转约 20 分钟，即成豆浆，断电后把煮好的豆浆倒入滤网，滤取豆浆，倒入杯中即可。

小麦

性味 性凉，味甘。
归经 入心、肾经。

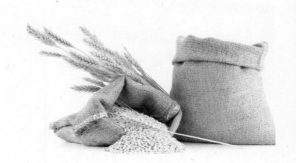

嘌呤含量	12.1 毫克 /100 克
营养成分	含淀粉、糖类、脂肪、粗纤维、卵磷脂、B 族维生素等
食疗作用	小麦具有养心益肾、除热止渴、利尿通淋的作用，主治心阴不足、内热上扰引起的心烦不寐、神志恍惚、喜悲伤欲哭、烦热口干、小便不利等
缓解痛风作用	①小麦为低嘌呤食物，小麦能补益脾肾以强筋骨，减少痛风的骨节痹痛情况 ②还能通利小便，促进尿酸排出体外，减少尿酸在体内的堆积，预防泌尿系统结石的形成
食用宜忌	①脚气病、末梢神经炎、产妇回乳、自汗、盗汗、多汗者适宜 ②并发糖尿病者忌食
选购保存	①小麦以色泽深褐，麦粒饱满、完整并有淡淡坚果味者为佳 ②用密封容器装好，置阴凉、干燥、通风处可保存半年左右

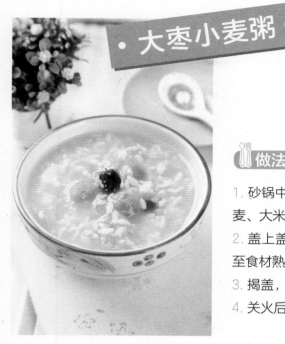

• 大枣小麦粥 •

原料	大米、小麦各 200 克，桂圆肉 15 克，大枣 10 克
调料	白糖 3 克

做法

1. 砂锅中注入适量清水烧热，倒入洗好的小麦、大米、桂圆肉、大枣，拌匀。
2. 盖上盖，用大火煮开后转小火煮 40 分钟至食材熟透。
3. 揭盖，加入白糖，拌匀，煮至溶化。
4. 关火后盛出煮好的粥，装入碗中即可。

• 红豆小麦粥 •

原料	水发小麦 170 克，水发红豆 85 克

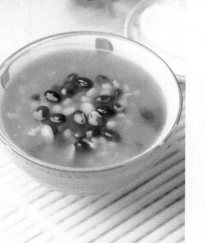

做法

1. 砂锅中注入适量清水烧热。
2. 倒入洗净的小麦、红豆，搅拌均匀。
3. 盖上盖，烧开后用小火煮约 1 小时，至食材熟透。
4. 揭盖，搅拌几下，关火后盛出煮好的粥。
5. 装入碗中即可。

荞麦

性味 性凉，味甘。
归经 入脾、胃、大肠经。

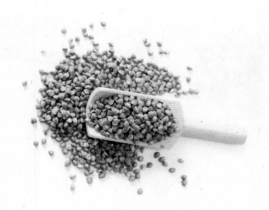

嘌呤含量	24.5 毫克 /100 克
营养成分	荞麦含蛋白质、脂肪、B 族维生素、水杨胺等
食疗作用	荞麦具有下气消积、健脾除湿的作用，主治肠胃积滞、胀满腹痛、湿热腹泻、痢疾或妇女带下等
缓解痛风作用	荞麦中含有丰富的钾、镁等元素，可维持体内酸碱平衡，有助于将尿酸排出体外，减少尿酸在体内沉积，能扩张血管并降低胆固醇，而且其嘌呤含量较低，在痛风急性期或缓解期都可适量食用
食用宜忌	①适用于高血压、毛细血管脆弱性出血、脑卒中、视网膜出血、肺出血患者 ②脾胃虚寒、消化功能不佳、经常腹泻的人及体质敏感之人不宜食用
选购保存	①注意挑选大小均匀、质实饱满、有光泽的荞麦粒 ②荞麦应在常温、干燥、通风的环境中储存

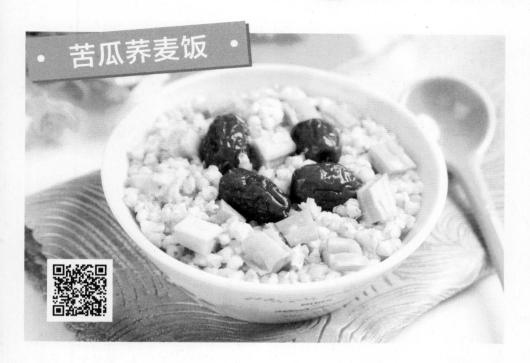

苦瓜荞麦饭

原料　水发荞麦 100 克，苦瓜 120 克，大枣 20 克

做法

1. 砂锅中注入适量清水烧开，倒入切好的苦瓜，焯 30 秒。

2. 将焯好的苦瓜捞出，沥干水分，装盘备用。

3. 取一个蒸碗，分层次放入荞麦、苦瓜、大枣，铺平。

4. 倒入适量清水，使水没过食材约 1 厘米的高度。

5. 蒸锅中注入适量清水烧开，放入蒸碗。

6. 盖上盖，中火蒸 40 分钟至食材熟软。

7. 揭盖，关火后取出蒸碗。

8. 待蒸好的苦瓜荞麦饭冷却后，即可食用。

燕麦

性味 性平，味甘。
归经 入肝、脾、胃经。

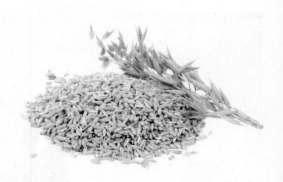

嘌呤含量	24.5 毫克 /100 克
营养成分	燕麦中含有亚油酸、蛋白质、脂肪、人体必需的多种氨基酸、维生素 E 及钙、磷、铁等微量元素
食疗作用	燕麦具有益肝和胃、养颜护肤等功效。燕麦还有抗菌、抗氧化的作用，在春季能够有效地增强人体的免疫力，抵御流感
缓解痛风作用	①燕麦具有益肝和胃、养颜护肤等功效 ②燕麦还有抗细菌、抗氧化的作用，在春季能够有效地增强人体的免疫力，抵御流感
食用宜忌	适宜脂肪肝、糖尿病、便秘、体虚多汗、高血压病、高脂血症、动脉硬化者食用
选购保存	①应挑选大小均匀、籽实饱满、有光泽的燕麦粒 ②密封后存放在阴凉干燥处

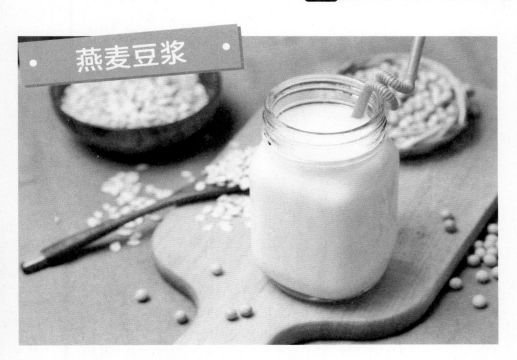

燕麦豆浆

原料 | 水发大豆 70 克，燕麦片 30 克

做法

1. 取备好的豆浆机，倒入洗净的大豆，撒上备好的燕麦，注入适量清水。

2. 盖上豆浆机机盖，选择"快速豆浆"，再按"启动"键，待机器运转约 20 分钟（"嘀嘀"声响起）后，即成豆浆。

3. 断电后取下豆浆机机盖，倒出豆浆，装入小碗中即可。

红薯

性味 性平，味甘。
归经 入脾、肾经。

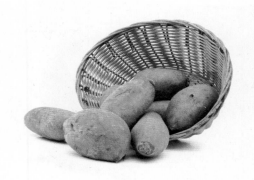

嘌呤含量	2.6 毫克 /100 克
营养成分	红薯含蛋白质、脂肪、糖类、维生素 B_1、维生素 B_2、维生素 C、烟酸、胡萝卜素、钙、磷、铁、粗纤维
食疗作用	红薯具有健脾益气的作用，常食红薯有抗癌、保护心脏、增强血管韧性、预防肺气肿及糖尿病、减肥等功效
缓解痛风作用	红薯含有膳食纤维、钾、果胶及丰富的维生素，能够降低血脂，增加饱腹感，同时有助于维持人体电解质平衡，促进尿酸排泄，对防治痛风并发肥胖症有一定的疗效
食用宜忌	①胃酸多者不宜多食，多食令人反酸 ②素体脾胃虚寒者不宜生食
选购保存	①应优先挑选纺锤形的红薯。不要买发芽的及表皮呈黑色或有褐色斑点的红薯。不宜与土豆放在一起，二者犯忌 ②保存红薯要保持干燥，不宜放在塑料袋中保存

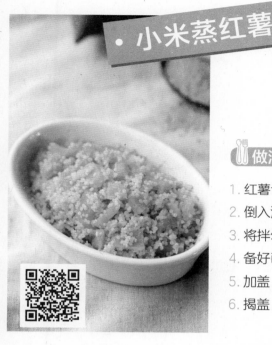

·小米蒸红薯·

原料 水发小米 80 克，去皮红薯 250 克

做法

1. 红薯切小块，装碗。
2. 倒入泡好的小米，搅拌均匀。
3. 将拌匀的食材装盘。
4. 备好已注水烧开的电蒸锅，放入食材。
5. 加盖，调好时间旋钮，蒸 30 分钟至熟。
6. 揭盖，取出蒸好的小米和红薯即可。

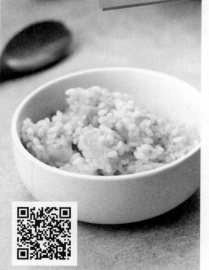

·红薯糙米饭·

原料 淘洗干净的糙米 100 克，红薯 100 克

做法

1. 把洗净去皮的红薯切成小块。
2. 将红薯与淘洗干净的糙米一同放入电饭锅内，倒入适量水。
3. 盖上电饭锅，开始煮饭，待饭煮熟后，出锅装碗即可。

土豆

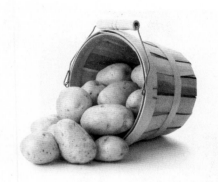

性味 性平，味甘。
归经 入胃、大肠经。

嘌呤含量	3.6 毫克 /100 克
营养成分	土豆含蛋白质、糖类、脂肪、胡萝卜素、维生素 B₉、维生素 C、无机盐和少量的龙葵碱
食疗作用	土豆具有益气健脾、缓急止痛、通利大便的作用，主治脾胃虚弱、消化不良、肠胃不和、脘腹疼痛、便秘等
缓解痛风作用	①土豆含有丰富的维生素 C 和钾元素，有利尿作用，且土豆嘌呤含量低，痛风患者常食用，有益于缓解其症状 ②土豆还能降血压，尤适于痛风并发高血压患者
食用宜忌	①脾胃虚寒易腹泻者应少食 ②发芽或表皮变绿的土豆不宜食用，以防食物中毒
选购保存	①应选择个头结实、没有出芽的土豆 ②土豆可以与苹果放在一起，苹果会产生乙烯，抑制土豆出芽

西红柿煎土豆

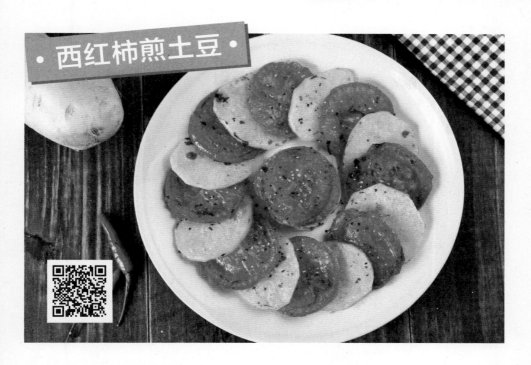

原料	去皮土豆 250 克，西红柿 200 克，罗勒叶 2 片
调料	盐、白胡椒各 2 克，食用油适量

做法

1. 洗净的西红柿切成薄片；土豆切成厚片。洗净的罗勒叶切碎，待用。

2. 热锅注入适量食用油烧热，铺上土豆片，煎熟；加入一半的盐，倒入一半的罗勒叶。

3. 将土豆片煎至表面焦黄，中间需翻面几次，煎好盛入盘中，待用。

4. 另起锅，注入剩下的食用油，铺放上西红柿片。煎至西红柿片表面变深。

5. 加入剩下的盐、罗勒叶，中间需翻面煎制。煎好盛入盘中，待用。

6. 取一盘，沿着盘子边缘一片叠一片交错摆放上煎好的土豆片和西红柿片。

7. 最后撒上白胡椒粉即可。

芋头

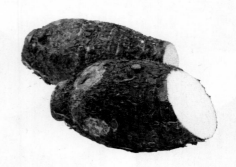

性味 性平，味辛、甘、咸。
归经 入小肠、胃经。

嘌呤含量	10.1 毫克/100 克
营养成分	香芋富含蛋白质、脂肪、糖类、钙、磷、钾等成分
食疗作用	①芋头具有散积理气、解毒通便、清热散结的作用，香芋中的聚糖能增强人体的免疫功能，增加对疾病的抵抗力，长期食用能解毒、滋补身体 ②对乳腺癌、甲状腺癌、恶性淋巴瘤患者及伴有淋巴肿大者有辅助治疗功效
缓解痛风作用	芋头含有丰富的钾元素及膳食纤维，是一种低热量、低嘌呤的碱性食物，常食用能够有效地促进尿酸的排出，对防治痛风非常有益
食用宜忌	①一般人群均可食用芋头，尤其适于身体虚弱者食用 ②荨麻疹、湿疹、哮喘、过敏性鼻炎、消化不良及糖尿病患者应少食
选购保存	①选择大小均匀，无虫眼、无腐烂痕迹，有一定重量感的 ②芋头不能保存很长时间，宜即买即食

芋头汤

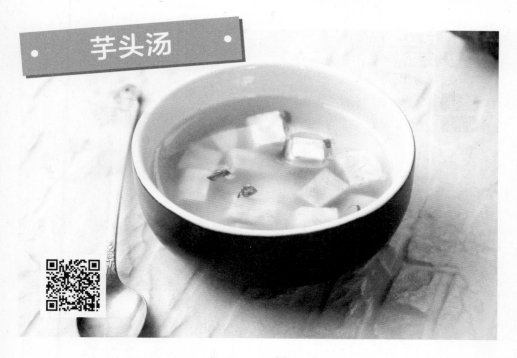

原料	芋头 260 克，葱花少许
调料	盐适量

做法

1. 洗净去皮的芋头先切条，再切块，备用。

2. 砂锅中注入适量清水烧开，倒入切好的芋头条。

3. 盖上锅盖，烧开后用小火煮约 30 分钟至其变软。

4. 揭开锅盖，加入盐，搅拌均匀，至食材入味。

5. 关火后将煮好的汤料盛出，装入碗中，撒上葱花即可。

鸡蛋

性味 蛋清性凉，味甘；蛋黄性平，味甘。
归经 入心、肾经。

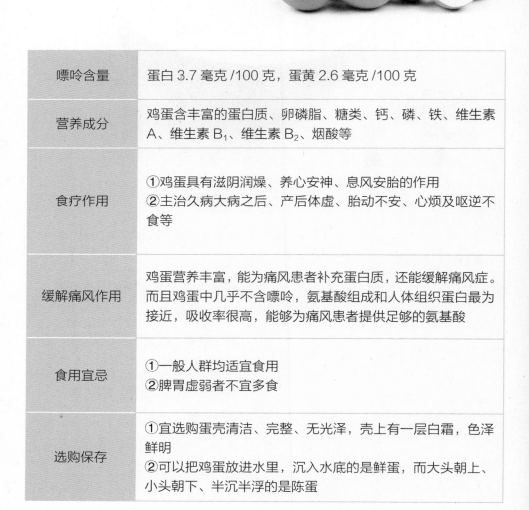

嘌呤含量	蛋白 3.7 毫克 /100 克，蛋黄 2.6 毫克 /100 克
营养成分	鸡蛋含丰富的蛋白质、卵磷脂、糖类、钙、磷、铁、维生素 A、维生素 B_1、维生素 B_2、烟酸等
食疗作用	①鸡蛋具有滋阴润燥、养心安神、息风安胎的作用 ②主治久病大病之后、产后体虚、胎动不安、心烦及呕逆不食等
缓解痛风作用	鸡蛋营养丰富，能为痛风患者补充蛋白质，还能缓解痛风症。而且鸡蛋中几乎不含嘌呤，氨基酸组成和人体组织蛋白最为接近，吸收率很高，能够为痛风患者提供足够的氨基酸
食用宜忌	①一般人群均适宜食用 ②脾胃虚弱者不宜多食
选购保存	①宜选购蛋壳清洁、完整、无光泽，壳上有一层白霜，色泽鲜明 ②可以把鸡蛋放进水里，沉入水底的是鲜蛋，而大头朝上、小头朝下、半沉半浮的是陈蛋

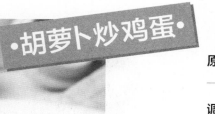

•胡萝卜炒鸡蛋•

原料	鸡蛋1个，胡萝卜150克
调料	食用油、盐、胡椒粉各适量

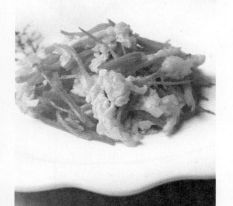

做法

1. 将鸡蛋打散，调入盐、胡椒粉，备用。
2. 将胡萝卜洗净去皮，切成丝。
3. 锅中放油，油热后下入鸡蛋液，翻炒至鸡蛋定型，盛出备用。
4. 锅中留油，下入胡萝卜丝，炒至胡萝卜丝变软，加入炒过的鸡蛋，加适量盐炒匀即可。

•西红柿鸡蛋面•

原料	西红柿150克，鸡蛋1个，挂面100克
调料	盐、食用油各适量

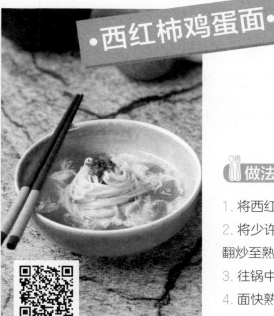

做法

1. 将西红柿洗净，切小块，备用。
2. 将少许食用油倒入锅中加热，放入西红柿翻炒至熟透出汁。
3. 往锅中加水，煮沸，下挂面。
4. 面快熟时，打入鸡蛋，加入盐调味即可。

鸭蛋

性味 性凉，味甘。
归经 入心、肺经。

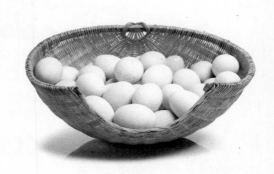

嘌呤含量	3.4 毫克 /100 克
营养成分	鸭蛋含蛋白质、脂肪、糖类、钙、磷、铁、维生素 A、维生素 B_1、烟酸、钾、钠、镁、氯、胆固醇
食疗作用	鸭蛋具有滋阴润燥、清肺止咳、止痢的作用，主治病后体虚、口燥咽干、肺热咳嗽、喉齿疼痛等
缓解痛风作用	鸭蛋含丰富的营养物质，能降低血液和尿液的酸度，促进尿酸排泄，适合痛风患者食用。而且，中医认为鸭蛋有大补虚劳、滋阴养血的功效，有助于痛风患者补益身体
食用宜忌	肾炎病人、癌症患者忌食，高脂血症、动脉硬化及脂肪肝者亦应少食
选购保存	①色泽鲜明干洁，蛋壳较毛糙，摇晃无声响，在灯光下观看通透明亮的为佳品 ②鸭蛋宜放在冰箱内保存

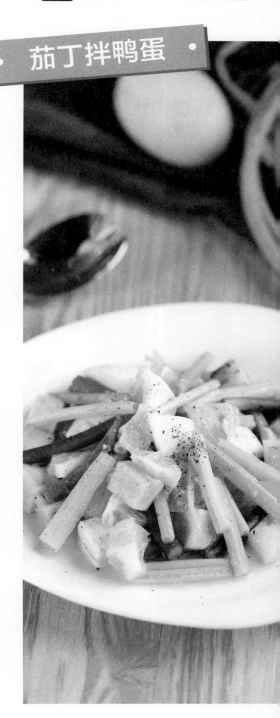

茄丁拌鸭蛋

原料	茄子 100 克，蒜薹 50 克，芹菜 30 克，熟鸭蛋 2 个，去皮柠檬丁适量
调料	盐 2 克，黑胡椒粉 3 克，白醋、橄榄油各适量

做法

1. 茄子去皮洗净，切丁，放入清水中浸泡，待用。

2. 洗净的蒜薹、芹菜均切成段；熟鸭蛋剥壳，切丁。

3. 锅中注水烧开，放入茄子丁焯熟，捞出，沥干水分。

4. 将茄子丁、蒜薹段、芹菜段、鸭蛋丁、柠檬丁一同装盘，加入盐、黑胡椒粉、白醋、橄榄油，拌匀。

5. 盖上保鲜膜，放入冰箱冷藏 30 分钟，取出后即可食用。

鹌鹑蛋

性味 性平，味甘。
归经 归肝、肾经。

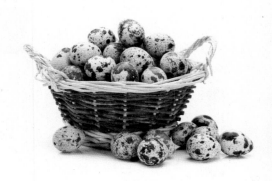

嘌呤含量	3.7 毫克 /100 克
营养成分	鹌鹑蛋富含蛋白质、维生素 P、维生素 B$_1$、维生素 B$_2$、铁和卵磷脂等营养成分
食疗作用	鹌鹑蛋具有强筋壮骨、补气益气、去风湿的功效，主治久病或老弱体衰、气血不足、心悸失眠等症
缓解痛风作用	鹌鹑蛋含蛋白质、脑磷脂、卵磷脂、赖氨酸、胱氨酸、维生素 A、维生素 B$_2$、维生素 B$_1$、铁、磷、钙等营养物质，可为痛风患者补充营养，还能促进尿酸排泄，缓解痛风引起的不适
食用宜忌	①一般人群及心血管病患者都可以食用鹌鹑蛋 ②脑血管病人慎食
选购保存	新鲜的鹌鹑蛋颜色鲜明，用手轻轻摇动，没有声音，放入水中会下沉，这样的鹌鹑蛋营养最好

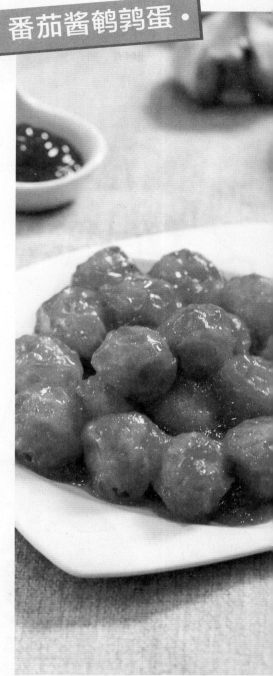

·番茄酱鹌鹑蛋·

原料	熟鹌鹑蛋 100 克
调料	盐 3 克，白糖 2 克，番茄酱 30 克，生粉、食用油适量

做法

1. 将去壳后的熟鹌鹑蛋放入碗中，再撒上适量生粉，拌匀，备用。

2. 起油锅，烧至五六成热，放入熟鹌鹑蛋，用中火炸至表面呈米黄色。

3. 捞出鹌鹑蛋，沥干油，待用。

4. 另起炒锅，注油烧热，倒入少许清水，放入番茄酱，拌匀，加入盐、白糖，搅拌成稠汁。

5. 倒入鹌鹑蛋，翻炒至其入味，出锅装入盘中即可。

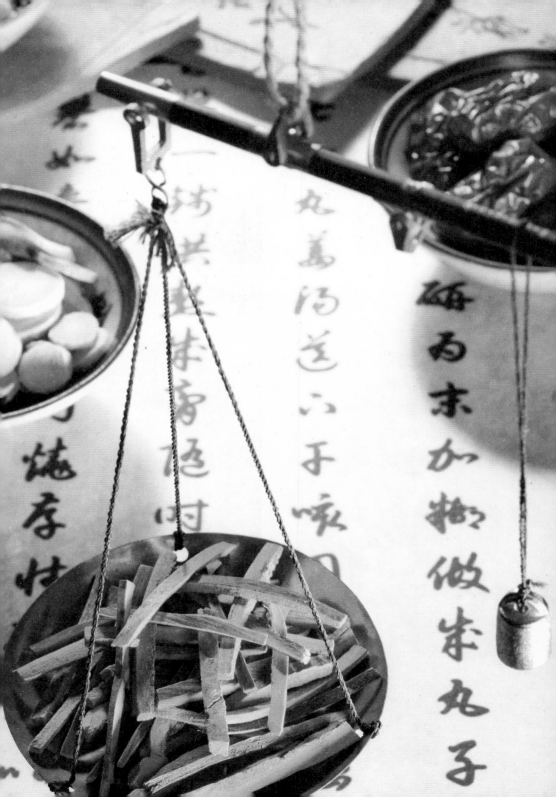

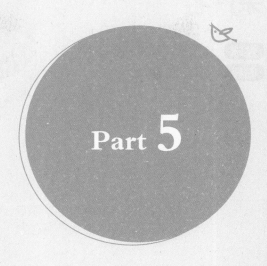

Part 5

选对药材，
让嘌呤不再紊乱

    中国传统医学源远流长，对于痛风的治疗更有古代名医张仲景、朱丹溪等人进行研究探讨，并取得了一定的成效。因此在痛风的防治过程中，部分中药材可是优选的食材之一，有治疗痛风作用的药材与食物烹煮成的药膳，不仅可以成为我们日常生活中餐桌上的食物，还可以防治痛风，何乐而不为呢？

菊花

性味 性微寒，味甘、苦。
归经 入肺、肝经。

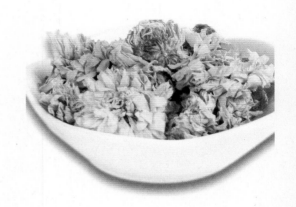

营养成分	菊花中含有挥发油、菊苷、腺嘌呤、氨基酸、胆碱、水苏碱、小蘗碱、黄酮类、菊色素、维生素、微量元素
食疗作用	菊花具有散风清热、清肝明目、清热解毒的作用，能降血压、降胆固醇，还可增加人体钙质
缓解痛风作用	①《本草经疏》言菊花"专制风木，故为祛风之要药"。菊花可用于痛风的并发症，如高血压、高脂血症、骨质疏松等 ②另外，菊花能够减少尿酸的生成，缓解痛风
食用宜忌	①高血压、高血脂人群适宜食用 ②气虚胃寒、食少泄泻的患者，宜少用
选购保存	①以花朵完整、颜色新鲜、气清香、少梗的菊花为佳 ②置阴凉干燥处

菊花粥

原料 | 大米 50 克，菊花、金银花各 10 克

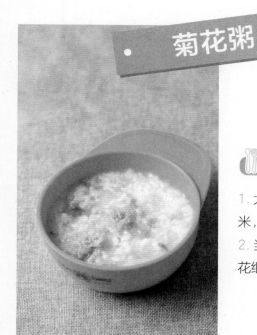

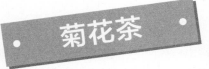

做法

1. 大米提前浸泡一会儿，锅内放水，放入大米，大火煮开后转中小火煮。
2. 当粥煮到黏稠时，放入洗净的金银花、菊花继续煮 3 ~ 5 分钟即可。

菊花茶

原料 | 枸杞 15 克，菊花 10 克

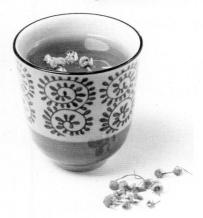

做法

1. 用清水将枸杞清洗干净，捞出沥干水分后放入盘中，待用。
2. 将备好的菊花放入另一个茶杯，加入适量温开水，冲洗后倒出杯中的水，备用。
3. 再次向杯中加入适量开水，至九分满。
4. 撒上枸杞，闷一会儿，趁热饮用即可。

百合

性味 性寒，味甘。
归经 入心、肺经。

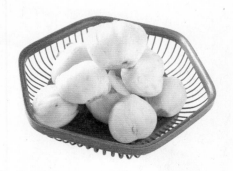

营养成分	百合含有淀粉、蛋白质、脂肪及钙、磷、铁、镁等营养元素和维生素 B_1、维生素 B_2、维生素 C 等
食疗作用	百合具有养阴润肺、清心安神的作用，主治阴虚久咳、痰中带血、虚烦惊悸、失眠多梦、精神恍惚
缓解痛风作用	①百合含有治疗痛风的特效成分——秋水仙碱，秋水仙碱可抑制白细胞的趋化作用，从而改善关节炎症状 ②百合还有利尿作用，可促进尿酸的排泄
食用宜忌	①风寒咳嗽及腹寒便溏者禁服 ②孕妇忌用，老年人不宜长期服用
选购保存	①新鲜百合选购个大的、颜色白并瓣均、肉质厚、底部凹处泥土少的，放在冰箱保存即可 ②干百合选购干燥、无杂质、肉厚和晶莹剔透的，放在干燥容器内并密封保存

• 百合莲子汤 •

原料	莲子 50 克，鲜百合 30 克，胡萝卜 70 克
调料	冰糖适量

做法

1. 把去皮洗净的胡萝卜切成条状，再改切成小块。

2. 泡发好的莲子挑去莲心。

3. 锅中倒入约 600 毫升的清水，大火烧热。

4. 下入准备好的莲子、胡萝卜块。

5. 盖上锅盖，煮沸后用小火煮约 15 分钟至食材熟软。

6. 揭开盖，放入洗好的百合，煮约 1 分钟至百合变软。

7. 再放入冰糖，拌匀，用中火煮片刻至其溶化。

8. 出锅，盛入汤碗中即成。

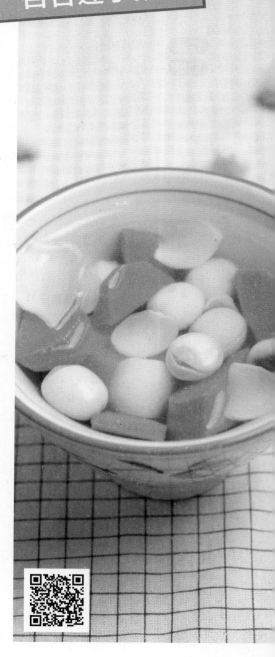

荷叶

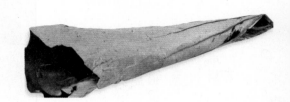

性味 性平，味苦。
归经 入肝、脾、胃经。

营养成分	荷叶主要含有荷叶碱、柠檬酸、苹果酸、葡萄糖酸、草酸、琥珀酸及其他具有抗有丝分裂作用的碱性成分
食疗作用	荷叶具有清热解暑、升发清阳、凉血止血的作用，主要用于暑热烦渴、暑湿泄泻、脾虚泄泻、血热吐衄、便血崩漏
缓解痛风作用	①荷叶能够降低血清中游离嘌呤的量，减少嘌呤，帮助祛除诱因，缓解痛风症状 ②另外，荷叶具有利水消肿、消脂的作用，可帮助痛风患者控制体重，预防其并发高血脂
食用宜忌	身体消瘦、气血虚弱者慎服，如低血压、贫血者不宜服用
选购保存	①以叶大、整洁、色绿者为佳 ②置通风干燥处，防蛀

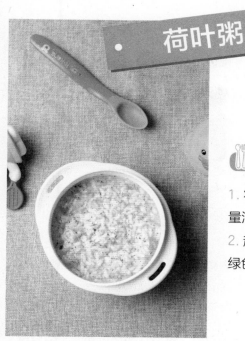

荷叶粥

原料 ｜ 荷叶 1 张，大米 50 克

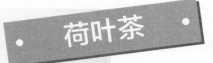 做法

1. 将荷叶切碎，大米洗净，放入锅中，加适量清水煮粥。
2. 趁热将荷叶碎末覆盖在粥面上，待粥呈淡绿色取出荷叶即可。

荷叶茶

原料	干荷叶 5 克
调料	冰糖 20 克

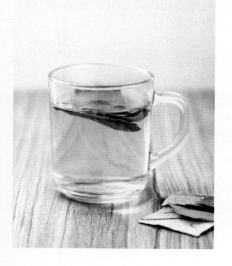 做法

1. 锅中注水烧开，倒入洗净的干荷叶。
2. 盖上盖，煮沸后用小火煮约 15 分钟，至其析出有效成分。
3. 揭盖，放入备好的冰糖，搅拌至冰糖溶化。
4. 再盛出煮好的荷叶茶，滤取茶汁，倒入茶杯中即成。

陈皮

性味 性温，味苦、辛。
归经 入肺、脾经。

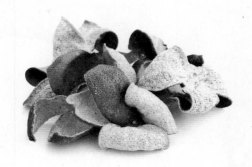

营养成分	陈皮主要含黄酮类、生物碱类、柠檬苦素类、挥发油类、微量元素类等成分
食疗作用	陈皮具有理气健脾、降逆止呕、燥湿化痰的作用，主治脘腹胀满、食少吐泻、咳嗽痰多
缓解痛风作用	陈皮是广东三宝之一，素有"千年人参，百年陈皮"之说。陈皮有理气健脾、燥湿化痰的功效，能够促进尿酸排泄，缓解痛风症状；此外，陈皮还能理气化积，可用于治疗高脂血症，对于痛风并发高脂血症者尤宜。
食用宜忌	①消化不良、饮食停滞、气虚体燥、阴虚燥咳、吐血及内有实热者慎服 ②孕妇、哺乳期妇女不宜食用
选购保存	①好的陈皮表面干燥，没有多余水分，用手一折就能折断；色泽比较鲜亮，呈黄褐色，有一股淡淡的辛香味道 ②放在干燥处保存即可

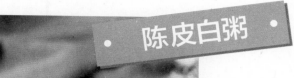

陈皮白粥

原料 | 大米 60 克，陈皮适量

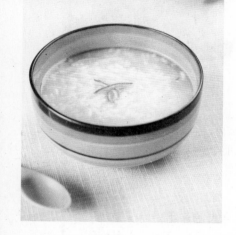

 做法

1. 将大米与陈皮分别洗净、泡发。
2. 在水已烧开的锅中，放入陈皮与大米，待米煮烂即可。

陈皮大枣茶

原料 | 陈皮 4 克，大枣 15 克

做法

1. 砂锅中注入适量清水烧开。
2. 倒入洗净的陈皮、大枣。
3. 盖上盖，用小火煮 15 分钟，至其析出有效成分。
4. 揭开盖，搅拌片刻。
5. 把煮好的茶水盛出，装入杯中即可。

山楂

性味 性微温，味酸、甘。
归经 入脾、胃、肝经。

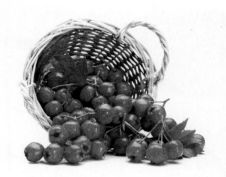

营养成分	山楂含糖类、蛋白质、脂肪、维生素 C、胡萝卜素、淀粉、苹果酸、枸橼酸、钙和铁等
食疗作用	山楂具有消食健胃、行气散瘀的作用，用于肉食积滞、胃脘胀满、泻痢腹痛、瘀血经闭、产后瘀阻、心腹刺痛、疝气疼痛、高脂血症
缓解痛风作用	①山楂能行气消滞、化瘀止痛，能缓解痛风血脉瘀阻日久的骨节痹痛，且能降低尿酸 ②并且山楂能消食降脂，可预防痛风并发高脂血症
食用宜忌	①消化不良、脘腹胀满者适宜 ②胃酸过多、脾胃虚弱者慎服，孕妇忌服
选购保存	①挑选干山楂片时，切片薄而大的质量好，厚而小的质次；皮色红艳，肉色嫩黄者好；皮色红褐，肉色萎黄者质量差 ②用密封袋装入干燥的山楂片，放在冰箱内冷藏即可

· 双花山楂茶 ·

| 原料 | 金银花 15 克，山楂干 25 克，菊花 10 克 |

🍴 做法

1. 取一碗清水，倒入金银花、山楂干和菊花，清洗干净，捞出，沥干水分，待用。
2. 汤锅置火上，倒入洗好的材料、适量清水。
3. 盖上盖，烧开后用小火煮约 20 分钟，至材料析出有效成分。
4. 揭盖后关火，盛出煮好的山楂茶，装入茶杯中即成。

· 山楂瘦肉汤 ·

| 原料 | 山楂 80 克，黑豆 120 克，猪瘦肉 150 克，葱花少许 |
| 调料 | 料酒 10 毫升，鸡粉 2 克，盐 2 克 |

🍴 做法

1. 洗净的山楂切开，去核，切成小块。
2. 洗好的猪瘦肉切条，改切成丁，备用。
3. 锅中注水烧开，倒入洗净的黑豆、瘦肉丁、山楂，淋入料酒，拌匀。
4. 盖上盖，烧开后用小火煮 30 分钟，至食材熟透。
5. 放入鸡粉、盐调味，盛出后，撒上葱花即可。

茯苓

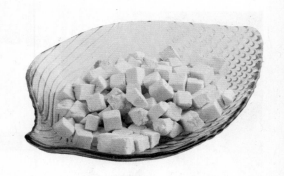

性味 性平，味甘、淡。

归经 入心、肺、脾、肾经。

营养成分	茯苓中含有茯苓酸、茯苓聚糖、胆碱、卵磷脂和钾
食疗作用	茯苓具有利水渗湿、健脾宁心的作用，主要用于水肿尿少、痰饮眩悸、脾虚食少、便溏泄泻、心神不安
缓解痛风作用	①茯苓有健脾渗湿、宁心安神之效，能使小便畅利，水肿消退，主要用于水湿内停之水肿、小便不利及泄泻、痰饮等症 ②茯苓中含有茯苓酸、茯苓聚糖、胆碱、卵磷脂和钾，能够降低血糖，促进尿糖排出体外，能够缓解痛风并发糖尿病患者的病情
食用宜忌	一般人群均可食用，阴虚而无湿热、虚寒滑精、气虚下陷者慎服
选购保存	茯苓易虫蛀、发霉、变色，应密闭放在阴凉干燥的地方

茯苓百合汤

原料	茯苓百合养胃汤汤料包 1/2 包（茯苓、龙牙百合、白术、甘草、山药、党参），莲藕块 200 克
调料	盐 2 克

做法

1. 将茯苓、白术、甘草装入隔渣袋里，系好袋口，装入碗中，再放入山药、党参，倒入清水泡发 10 分钟。

2. 将龙牙百合装入碗中，倒入清水泡发 20 分钟。

3. 将泡好的隔渣袋取出，沥干水分；将泡好的怀山药、党参取出，沥干水分；将泡好的龙牙百合取出，沥干水分，装盘中备用。

4. 砂锅中注入适量清水，倒入莲藕块、山药、党参、隔渣袋，拌匀。

5. 加盖，大火煮开转小火煮 100 分钟至有效成分析出。

6. 揭盖，放入龙牙百合，拌匀，续煮 20 分钟至龙牙百合熟。

7. 加入盐，稍稍搅拌至入味即可。

白术

性味 性温，味苦、甘。
归经 入脾、胃经。

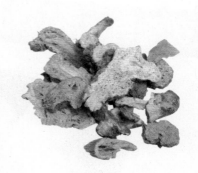

营养成分	主要含有水分、粗蛋白和人体所需的多种氨基酸。
食疗作用	白术具有补气健脾、燥湿利水、止汗、安胎的功效，主治脾虚食少、腹胀泄泻、痰饮眩悸、水肿、自汗、胎动不安
缓解痛风作用	白术能够健脾益气、燥湿利水，可用于寒湿痹痛的痛风性关节炎，对于痛风后期、久病气血两虚及年老体弱之人尤佳
食用宜忌	①阴虚内热、津液亏耗者慎服 ②内有实邪壅滞者禁服
选购保存	①应挑选个大而且比较坚实的，断面呈现黄白色的为宜，同时香气浓的较好 ②将白术晒干后放置在干燥阴凉处保存即可

白术陈皮粥

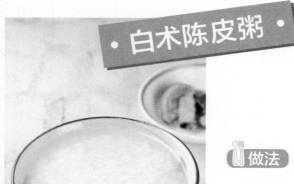

原料 | 大米 150 克，白术、陈皮各适量

做法

1. 砂锅中注入适量清水烧开，倒入洗净的白术、陈皮。
2. 放入泡好的大米，拌匀。
3. 盖上盖，烧开后用小火煮 30 分钟至熟。
4. 揭盖，拣出白术、陈皮。
5. 关火后盛出煮好的粥即可。

枳实白术茶

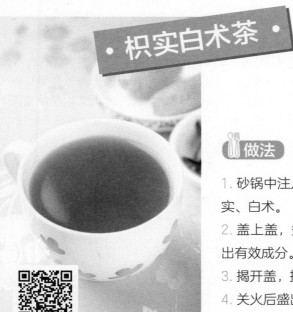

原料 | 枳实 10 克，白术 15 克

做法

1. 砂锅中注入适量清水烧热，倒入备好的枳实、白术。
2. 盖上盖，煮开后转小火煮 30 分钟至其析出有效成分。
3. 揭开盖，搅拌均匀。
4. 关火后盛出药茶，滤入杯中即可。

泽泻

性味 性寒，味甘、淡。
归经 入肾、膀胱经。

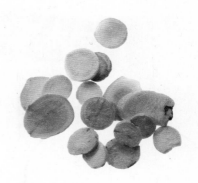

营养成分	泽泻主要含有萜类，如四环三萜、倍半萜、二萜类化合物，还含有钾盐、脂肪酸、植物甾醇等。
食疗作用	①泽泻具有利小便、清湿热的作用，主要用于小便不利、水肿胀满、泄泻尿少、痰饮眩晕、热淋涩痛 ②临床多用于治疗输尿管结石、高脂血症、内淋巴积水
缓解痛风作用	泽泻善泻肾火，通过清利湿热来补肾，以通为补，肾得补则筋骨坚，筋骨坚则痹痛自除；其二，通过渗利之功帮助血液循环，使局部祛瘀生新，使筋脉得通，从而减缓疼痛
食用宜忌	①阴虚火旺诸症适宜 ②肾虚精滑无湿热者、脾肾虚寒腹泻者禁服
选购保存	①以个大、色黄白、光滑、粉性足的为佳 ②置于干燥处，防蛀

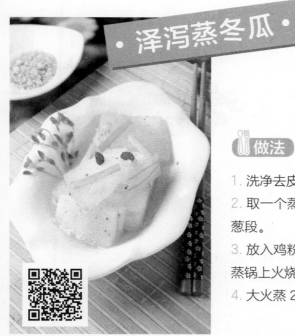

• 泽泻蒸冬瓜 •

原料	泽泻粉 8 克，冬瓜 400 克，姜片、葱段、枸杞各少许
调料	鸡粉 2 克，料酒 4 毫升

做法

1. 洗净去皮的冬瓜切成片待用。
2. 取一个蒸碗，倒入冬瓜、泽泻粉、姜片、葱段。
3. 放入鸡粉，淋入料酒，拌匀后放入蒸盘；蒸锅上火烧开，放入冬瓜。
4. 大火蒸 20 分钟至熟，撒上枸杞即可。

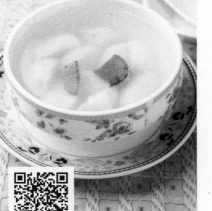

• 泽泻马蹄汤 •

原料	马蹄肉 140 克，泽泻少许
调料	盐 2 克

做法

1. 洗净的马蹄肉对半切开，备用。
2. 砂锅中注入适量清水烧热，倒入备好的泽泻、马蹄肉。
3. 盖上盖，烧开后用小火煮约 20 分钟至熟。
4. 揭开盖，加入盐，拌匀调味。
5. 关火后盛出煮好的泽泻马蹄汤即可。

牛膝

性味 性平，味苦、甘、酸。
归经 入肝、肾经。

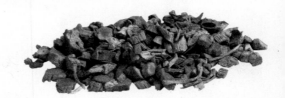

营养成分	牛膝根含有多种化学成分，如三萜皂苷、甾体类、糖类、氨基酸、生物碱和香豆素等
食疗作用	牛膝具有补肝肾、强筋骨、逐瘀通经、引血下行的功效。现代研究表明牛膝有镇痛、消炎、抗菌、增强人体免疫力、抗肿瘤、抗病毒、抗衰老、活血、降血糖、利尿等药理作用
缓解痛风作用	牛膝补益肝肾，肝主筋，肾主骨，故牛膝能强健筋骨。对于治疗肝肾亏虚型痛风性关节炎导致的筋骨无力、足痹痿弱非常有效果
食用宜忌	①中气下陷、脾虚泄泻、下元不固、梦遗滑精、月经过多者及孕妇禁服 ②脑血管病患者慎食
选购保存	①以根长、肉肥、皮细、黄白色的为佳 ②置于阴凉干燥处保存

• 牛膝绿豆汤 •

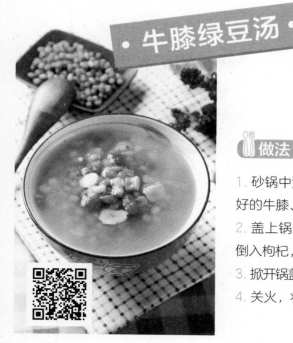

原料	水发绿豆 200 克，牛膝、枸杞少许
调料	白糖适量

做法

1. 砂锅中注入适量的清水大火烧开，倒入备好的牛膝、绿豆。
2. 盖上锅盖，大火煮 30 分钟至析出成分，倒入枸杞，大火续煮 20 分钟。
3. 掀开锅盖，加入白糖，搅拌片刻至食材入味。
4. 关火，将煮好的绿豆盛出装入碗中即可。

• 牛膝黑豆粥 •

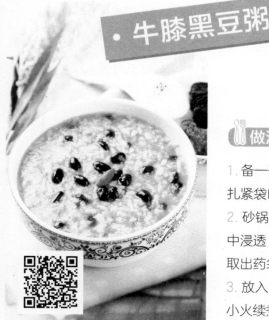

原料	粳米 100 克，黑豆 60 克，牛膝 12 克，生地黄、熟地黄各 15 克

做法

1. 备一干净药袋，装入牛膝、生地黄、熟地黄，扎紧袋口，待用。
2. 砂锅中注入适量清水，放入药袋，按入水中浸透，用大火煮开后转中火续煮 15 分钟，取出药袋。
3. 放入泡好的粳米、黑豆，用大火煮开后转小火续煮 30 分钟至食材熟软即可。

车前草

性味 性寒，味甘。
归经 入肝、肾、肺、小肠经。

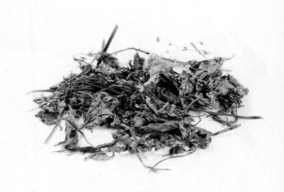

营养成分	车前草中含有黄酮类、苯乙醇苷类、环烯醚萜类、三萜及类固醇、微量元素、挥发油、多糖类、可溶性膳食纤维、无机盐等
食疗作用	车前草具有清热利尿、祛痰、凉血、解毒的作用，主要用于水肿尿少、热淋涩痛、暑湿泻痢、痰热咳嗽、吐血衄血、痈肿疮毒
缓解痛风作用	车前草历来都是利尿、排石的常用药物，可促进尿酸排泄，减少其沉积，抑制和清除尿酸盐结晶，可以作为辅助治疗痛风的措施之一
食用宜忌	①尿路结石、目赤肿痛、痰热咳嗽、湿热腹泻者尤适宜 ②内伤劳倦、阳气下陷、肾虚精滑及内无湿热者不宜
选购保存	车前草晒干后，放入密封的塑料袋中，可长时间保存

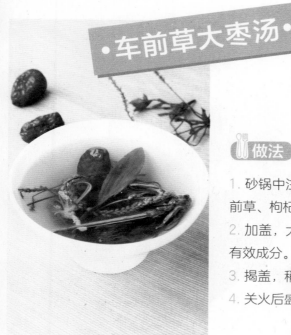

• 车前草大枣汤 •

| 原料 | 大枣 30 克，车前草 15 克，枸杞 10 克 |

做法

1. 砂锅中注入适量清水烧开，倒入大枣、车前草、枸杞，拌匀。
2. 加盖，大火煮开转小火煮 30 分钟至析出有效成分。
3. 揭盖，稍稍搅拌片刻。
4. 关火后盛出煮好的汤，装入碗中即可。

• 芹菜车前草汤 •

| 原料 | 芹菜 90 克，车前草 10 克 |
| 调料 | 白糖 5 克 |

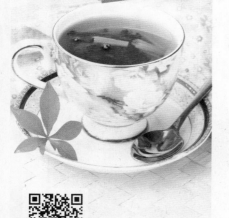

做法

1. 择洗好的芹菜切成段，待用。
2. 砂锅中注入适量的清水大火烧开，倒入备好的车前草，搅拌匀。
3. 盖上锅盖，小火煮 20 分钟至析出药性。
4. 揭开锅盖，倒入芹菜段，搅拌片刻。
5. 加入白糖，搅拌调味，用小火续煮 5 分钟至入味；关火后盛出即可。

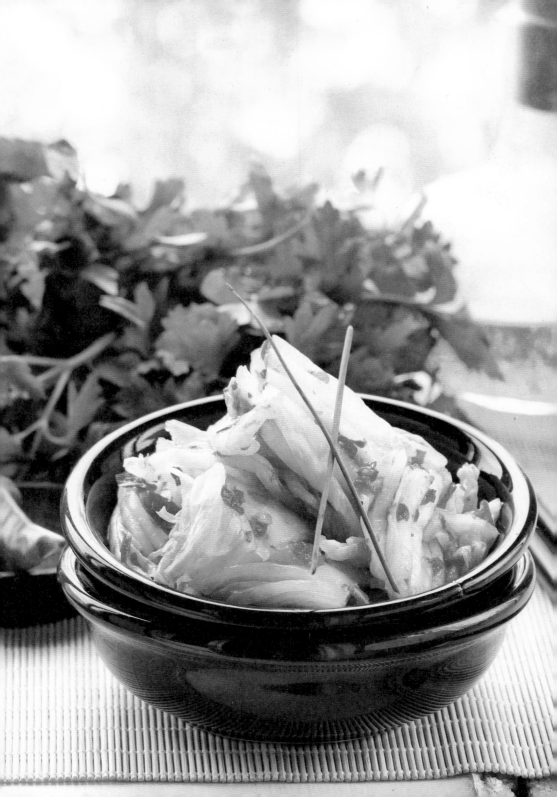

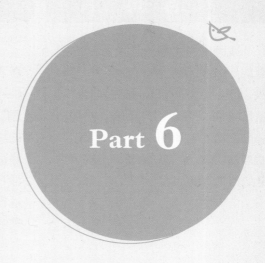

Part 6

这些食物，
痛风患者不宜吃

痛风患者多是由于在日常生活中不注意饮食习惯，暴饮暴食、酗酒、爱吃肉类等，导致体内嘌呤代谢紊乱而诱发痛风。因此痛风患者不是什么食物都能吃，有些食物吃了反而会加重痛风，所以痛风患者应该注意甄别，选择低嘌呤的食物，而尽量不吃或少吃嘌呤含量高的食物。本章就为您一一列举了禁吃的食物，一起来看看吧！

猪 肺

猪肺含有大量人体所必需的营养成分，包括蛋白质、脂肪、钙、磷、铁、烟酸及维生素 B_1、维生素 B_2 等。猪肺味甘，微寒，有止咳、补虚、补肺之功效。猪肺具有补虚、止咳、止血的功效，能辅助治疗肺虚咳嗽、久咳咯血等病症。

痛风患者禁吃原因

猪肺的嘌呤含量和胆固醇含量都很高，每 100 克猪肺含有 434 毫克的嘌呤，这对痛风患者是不利的。因此，猪肺是痛风患者禁吃的高嘌呤食物。

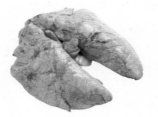

猪 腰

猪腰指的是猪的肾脏。猪腰含有蛋白质、脂肪、糖类、钙、磷、铁和维生素等，有健肾补腰、和肾理气之功效。具有补肾益精、利水的功效，主治肾虚腰痛、遗精盗汗、产后虚羸、身面水肿等症。适宜腰酸背痛、遗精、盗汗者，肾虚热、性欲较差的女性及肾虚、耳聋、耳鸣的老年人食用。

痛风患者禁吃原因

猪肾的嘌呤含量极高，每 100 克猪肾中就有嘌呤 334 毫克。对于嘌呤代谢紊乱的痛风患者来说，食用猪肾会影响尿酸的排泄，从而诱发痛风。此外，猪肾属于排泄器官，它可能会残留一些重金属物质，食用后会对健康不利，故应忌食。

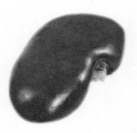

猪肝

猪肝别名血肝，猪肝是猪体内储存养料和解毒的重要器官，含有丰富的营养物质，具有营养保健功能，是最理想的补血佳品之一。猪肝中含有丰富的铁、维生素 A 及一般肉类中没有的维生素 C 和微量元素硒，具有补血养血、保护视力、维持细胞正常代谢、抗氧化、增强人体免疫力等作用。尤其适合气血虚弱、面色萎黄、缺铁者，电脑工作者及癌症患者食用。

痛风患者禁吃原因

猪肝却不适合痛风患者食用，猪肝的嘌呤含量过高，每 100 克猪肝中含有约 229 毫克嘌呤。痛风患者食用猪肝很容易使摄入的嘌呤量超标从而导致体内尿酸过多，加重痛风。因此，痛风患者不宜食用猪肝。

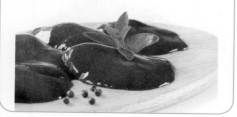

牛肝

牛肝富含优质蛋白、维生素 A、B 族维生素、维生素 C 及铁、铜等矿物元素。很适合夜盲症患者、视力减退者、近视者、营养不良贫血者食用。但是牛肝对高血压、动脉粥样硬化、心脑血管疾病、痛风等患者是禁吃食物。

痛风患者禁吃原因

牛肝中所含嘌呤值很高，100 克牛肝中约含有 170 毫克嘌呤。而痛风主要是机体嘌呤代谢障碍所致的，食用此类食物会引发痛风。此外，牛肝的胆固醇含量很高，多食可使血液中的胆固醇和三酰甘油水平升高，引发高血压。

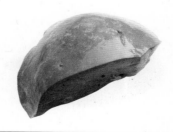

鸡 肝

鸡肝中含有丰富的营养素,包括维生素 A、维生素 B_2、蛋白质、铁等,具有很好的补血、补虚、明目、强身健体的功效。鸡肝特别适合视力下降、夜盲症、佝偻病、产后贫血、肺结核患者食用。

痛风患者禁吃原因

鸡肝中的嘌呤含量过高,每100 克鸡肝中大约含有 293 毫克嘌呤物质。痛风患者食用鸡肝很容易使身体摄入的嘌呤量超标,影响痛风患者的病情,因此,痛风患者不应该吃鸡肝。

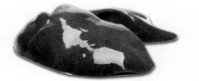

鸭 肝

鸭肝是补血的佳品,含有非常丰富的铁,适量食用可以使人的气色红润好看。此外,鸭肝中还含有丰富的维生素 B_2,在细胞增殖及皮肤生长中发挥着重要的作用。而且,鸭肝的钾含量也比较高,有助于体内电解质的平衡。

痛风患者禁吃原因

对痛风者来说,鸭肝就没有那么多的好处了。鸭肝的嘌呤含量比鸡肝还要高,每 100 克鸭肝中含有约 301 毫克嘌呤物质,鸭肝属于高嘌呤食物,痛风患者是不能吃高嘌呤食物的,否则会加重病情。

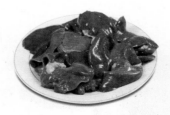

鱼干

鱼干指晒干的鱼。鱼干的蛋白质含量极其丰富，是补充蛋白质的理想食物。鱼干还富含脂肪、钙、铁、锌、磷等矿物质及多种维生素。

但是鱼干的热量较高，脂肪含量也很高，而且含盐量多，不利于血压和血糖的平稳，所以是很不适合高血压病人、慢性病患者食用的。

痛风患者禁吃原因

鱼干几乎是所有鱼肉中含嘌呤类物质最高的，每 100 克鱼干中含有 1538 毫克的嘌呤。此外，鱼干多数是油炸食用。中医观点认为，痛风的形成与体质阳亢及湿热有关。如此，痛风患者内热较重、阴虚阳盛，食用油炸类食物对其不利。

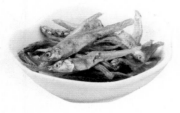

鲳鱼

鲳鱼含有多种营养成分，富含蛋白质、脂肪、糖类、钙、磷、铁和不饱和脂肪酸，有降低胆固醇的功效。含有丰富的微量元素硒和镁，对冠状动脉硬化等心血管疾病有预防作用，并能延缓机体衰老，预防癌症的发生。鲳鱼具有益气养血、补胃益精、滑利关节、柔筋利骨之功效，对消化不良、脾虚泄泻、贫血、筋骨酸痛等很有效。

痛风患者禁吃原因

每 100 克鲳鱼中就含有嘌呤 238 毫克，如果嘌呤代谢紊乱的痛风患者食用了白鲳鱼这类高嘌呤食物，那将使得其体内的尿酸排泄不畅，从而引起痛风急性发作。因此，痛风患者应忌食白鲳鱼。

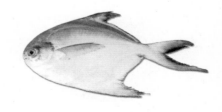

带鱼

带鱼别名裙带鱼、海刀鱼、刀鱼、鞭鱼、白带鱼，和大黄鱼、小黄鱼及乌贼并称为中国的四大海产。带鱼主要含蛋白质、脂肪、维生素 B_1、维生素 B_2、维生素 B_3、钙、磷、铁、碘等营养成分。适宜体虚气短、血虚头晕、皮肤干燥者食用。

痛风患者禁吃原因

带鱼属于海产鱼，不宜多食。从中医角度来说，带鱼性属温热，是"发物"，故有炎症或疮疡痈毒者不宜食用。而且带鱼所含嘌呤物质极高，每 100 克带鱼中含有 391 毫克嘌呤，容易引发痛风，导致剧痛难忍，对痛风患者不利。

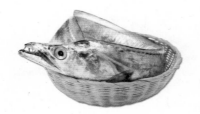

鲢鱼

鲢鱼，又叫白鲢、水鲢、跳鲢、鲢子，与青鱼、草鱼、鳙鱼并成为我国四大家鱼。鲢鱼味甘，性平，无毒，其肉质鲜嫩，营养丰富，鲢鱼富含蛋白质及氨基酸、脂肪、烟酸、钙、磷、铁、糖类、灰分、维生素 A、维生素 B_1、维生素 B_2、维生素 D。适合脾胃气虚、营养不良、肾炎水肿、小便不利、肝炎患者食用。

痛风患者禁吃原因

鲢鱼含有较高的嘌呤类物质，每 100 克鲢鱼中含有约 202 毫克的嘌呤物质，食用后会诱发痛风，引起剧痛。此外，鲢鱼是"发物"，食用后能增强炎症反应，容易使口发干，感冒、发热、痛疽疔疮、无名肿毒等症的患者不宜食。

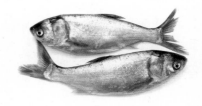

沙丁鱼

沙丁鱼的营养价值很高，其含有丰富的不饱和脂肪酸，其中磷脂可以降低血压、防治动脉粥样硬化。沙丁鱼中含有的脑黄金物质还可以增强记忆力、促进脑部发育。沙丁鱼很适合正处于发育期的青少年及高血压、高血脂患者食用。

痛风患者禁吃原因

沙丁鱼属海产鱼，海产鱼体内一般含重金属，不宜多食。此外，沙丁鱼含嘌呤物质极高，每 100 克沙丁鱼中含有约 345 毫克嘌呤物质，痛风患者食用后会引起剧痛。

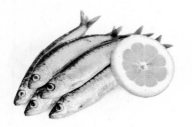

草 虾

草虾虾肉有补肾壮阳，通乳抗毒、养血固精、化瘀解毒、益气滋阳、通络止痛、开胃化痰等功效；适宜于肾虚阳痿、遗精早泄、乳汁不通、筋骨疼痛、手足抽搐、全身瘙痒、皮肤溃疡、身体虚弱和神经衰弱等病人食用。草虾营养丰富，且其肉质松软，易消化，对身体虚弱及病后需要调养的人是极好的食物。

痛风患者禁吃原因

草虾中胆固醇含量较高，过多地食用，容易使体内的胆固醇含量升高，反而会诱发动脉硬化等心血管疾病。草虾中的嘌呤含量很高，每 100 克草虾中含有约 162 毫克嘌呤，因此，痛风患者应禁吃草虾。

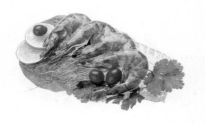

蛤蜊

蛤蜊富含蛋白质、脂肪、糖类、碘、钙、磷、铁及多种维生素。蛤壳中含有碳酸钙、磷酸钙、碘、溴盐等。蛤蜊适合体质虚弱、营养不良、阴虚盗汗、肺结核咳嗽咯血、高脂血症、冠心病、动脉硬化、瘿瘤瘰疬、淋巴结肿大者食用。

痛风患者禁吃原因

从中医角度来说，痛风者多与脾虚有关，食用后会加重病情。另外，蛤蜊不宜与啤酒同食，易导致痛风。此外，蛤蜊所含嘌呤类物质较高，每100克蛤蜊中含有约316毫克嘌呤物质，对痛风患者健康极其不利，所以痛风患者禁吃蛤蜊。

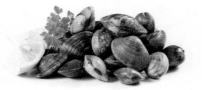

牡蛎

牡蛎含有多种优质氨基酸，有解毒作用，而且可以分解人体肝脏中的胆固醇，防止脂肪肝。牡蛎含有丰富的矿物质锌，可以提高身体免疫力，降低血压，很适合高血压、动脉硬化、高血脂患者和青少年、更年期女性、孕妇食用。

痛风患者禁吃原因

牡蛎和蛤蜊差不多，性属寒凉，脾虚者不宜食用，易出血者也不宜食用。从中医角度来说，痛风患者多与脾虚有关，故不宜多食。

牡蛎所含嘌呤高，每100克牡蛎中也含有239毫克，建议痛风者不要食用牡蛎。

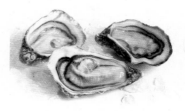

干贝

干贝又叫元贝、瑶柱，取材自大型贝类圆柱形的贝柱，新鲜贝柱加盐煮熟后晒干即成干货。干贝味道鲜美，素有"海鲜极品"的美誉，被列作"海产八珍"之一。干贝含有丰富的蛋白质、氨基酸、维生素 B_2 和钙、磷、铁等多种营养成分，适合头晕目眩、咽干口渴、虚痨咯血、脾胃虚弱及高血压、糖尿病等患者食用。

痛风患者禁吃原因

干贝虽然营养价值高，但不适合痛风患者食用。每 100 克干贝中就含有嘌呤 390 毫克，干贝显然属于高嘌呤食物。食用干贝这类高嘌呤食物会阻碍尿酸的排泄，使得痛风急性发作，让痛风患者痛苦不堪。因此，痛风患者不宜吃干贝。

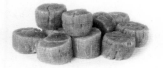

紫菜

紫菜别名紫英、子菜、膜菜、紫瑛。紫菜是海生藻类，生长于浅海潮间带的岩石上，喜风浪大、潮流通畅、营养盐丰富的海区。紫菜主要营养成分有蛋白质、铁、磷、碘、维生素 B_2 等。紫菜尤其适宜甲状腺肿大、慢性支气管炎、心血管病患者食用。但是脾胃虚寒的痛风患者最好不要食用紫菜。

痛风患者禁吃原因

紫菜含嘌呤物质较高，100 克紫菜中约含有 274 毫克嘌呤。痛风患者如果食用紫菜，则易导致过多的嘌呤在体内堆积。尤其是对于嘌呤代谢障碍者而言，过多的嘌呤类物质最终会转化为尿酸成分，会引发痛风，导致剧痛。

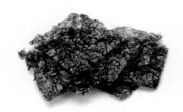

黄 豆

　　黄豆又叫大豆、黄大豆，是豆科大豆属植物。黄豆主要含有蛋白质、维生素A、B族维生素、维生素D、维生素E和多种人体必需氨基酸的定义本身就包含不能合成。黄豆营养价值很高，很适合动脉硬化、高血压、冠心病、高血脂、糖尿病、气血不足、营养不良、癌症等患者食用。

痛风患者禁吃原因

　　黄豆是高嘌呤食物，每100克黄豆含有约166毫克嘌呤类物质，对痛风患者而言，宜少食或禁食。

　　且黄豆中含有胰蛋白酶抑制剂、尿酶、血细胞凝集素等，均为耐热的有毒物质，没有熟透的黄豆，容易引起身体不适。

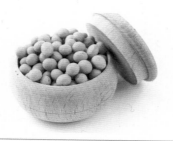

黄豆芽

　　黄豆芽是黄豆经过水泡发后而生长出的一种营养丰富，味道鲜美的蔬菜。黄豆芽含有蛋白质、膳食纤维、钙、磷、铁、胡萝卜素、维生素B_1、维生素B_2、烟酸、维生素C等营养成分。黄豆芽中有人体容易吸收的多糖和氨基酸，其含有一种干扰素诱生剂，能增强机体抗病毒的功效，非常适宜高血压患者食用。

痛风患者禁吃原因

　　黄豆芽性属寒凉，脾胃虚寒者不宜食用，痛风患者食寒凉之物后会加重病情。此外，黄豆芽中嘌呤物质含量较高，每100克黄豆芽中大约含有500毫克嘌呤。

　　对痛风患者而言，含嘌呤类物质不宜多食。

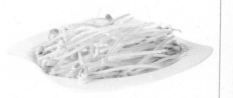

芦笋

芦笋别名青芦笋，是天门冬科天门冬属植物。芦笋主要营养成分有氨基酸、蛋白质、维生素、矿物质。一般人群均可食用芦笋很适合高血压、高脂血、癌症、动脉硬化患者，体质虚弱、气血不足、肥胖、习惯性便秘者及肝功能不全的人食用。

但痛风患者不宜食用芦笋。

痛风患者禁吃原因

芦笋含纤维素成分较多，痛风患者过多地食用芦笋容易引起消化不良、脾虚及肠胃虚弱。且芦笋含有一定量的嘌呤类物质，虽含量不如鱼肉或海鲜类高，但是在蔬菜中算是较高嘌呤含量的，所以建议痛风患者忌吃芦笋。

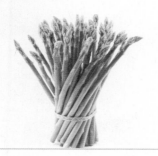

香菇

香菇又叫菊花菇、合蕈，是光茸菌科香菇属植物。香菇的主要营养成分有糖类、钙、磷、铁、维生素 B_3、蛋白质类物质、香菇多糖、天门冬素等。仙姑适宜肝硬化、高血压、糖尿病患者食用，因为香菇有降压、降糖的作用。

但香菇不适合痛风患者食用。

痛风患者禁吃原因

香菇是"发物"，食用后易动风，痛风患者食用此类食物显然会加重病情。香菇属于高嘌呤食物，每100克香菇中含有214毫克嘌呤，食用后会导致嘌呤物质积累，加重痛风，导致剧痛难忍。建议痛风患者禁吃香菇。

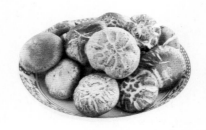

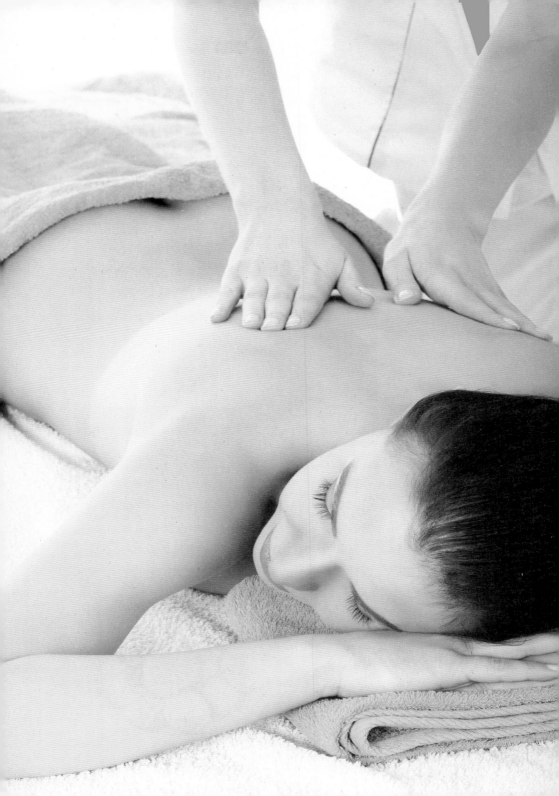

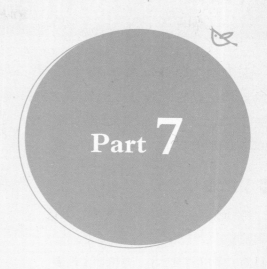

Part 7

穴位外治，
早日恢复健康

穴位是人体脏腑经络之气输注于体表的部位，也是邪气所客之处，通过按摩、刮痧、艾灸、拔罐的方法刺激穴位，可以起到疏通经络、扶正祛邪、祛病强身的作用。穴位外治痛风也是一样的道理，找到对应的穴位，使用正确的理疗方法，可以改善痛风的症状，让我们远离痛风的困扰，早日恢复健康。

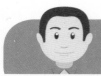

简便取穴的方法

使用经络穴位理疗，是一项技术活，也可以说是一把双刃剑，如果找对了穴位，再加上适当的手法，便可以益寿延年，缓解身体的各类疾病，反之将会弄巧成拙。在进行自我理疗之前，要学会如何找准穴位。在这里，我们给大家介绍一些任何人都能够使用的最简单的寻找穴位的诀窍。

✚ 手指度量法

利用患者本人的手指作为测量的尺度来量取穴位的方法称为手指度量法，又称为"手指同身寸"，是临床上最常用的取穴找穴方法。

拇指同身寸

大拇指横宽为 1 寸。

中指同身寸

中指中节屈曲，手指内侧两端横纹头之间的距离为 1 寸。

横指同身寸

又叫"一夫法"，食指、中指、无名指和小指四指并拢，以中指中节横纹处为准，食指与中指并拢横宽为 1.5 寸，食指、中指、无名指和小指四指指幅横宽为 3 寸。

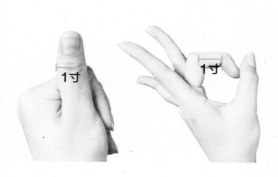
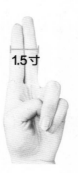
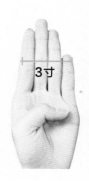

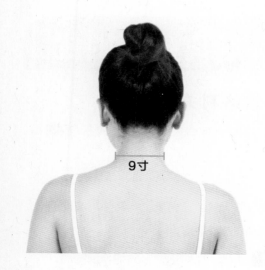

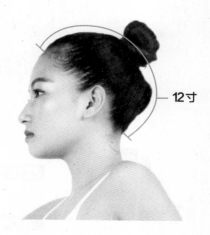

➕ 简便定位法

　　简便定位法是临床中一种简便易行的腧穴定位方法。如立正姿势，手臂自然下垂，其中指端在下肢所触及处为风市穴；两耳尖连线的中点处为百会穴等。

➕ 感知找穴法

　　身体感到异常，用手指压一压，捏一捏，摸一摸，如果有痛感、硬结、痒等感觉，或和周围皮肤有温度差如发凉发烫，或皮肤出现黑痣、斑点，那么这个地方就是所要找的穴位。

➕ 依据体表标志取穴

固定标志

　　常见判别穴位的标志有眉毛、乳头、指甲、趾甲、脚踝等。如：神阙位于腹部脐中央；膻中位于两乳头中间。

动作标志

　　动作标志即需要做出相应的动作姿势才能显现的标志，如张口取耳屏前凹陷处即为听宫穴。

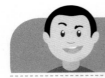

穴位理疗,远离痛风困扰

肩髃穴「舒经活络利关节」

指"髃"为髃骨,指肩端之骨。本穴在肩端部肩峰与肱骨大结节之间,故名"肩髃"。

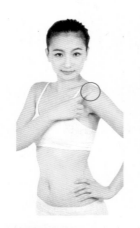

定位 肩髃穴位于肩部三角肌上,臂外展或向前平伸时,当肩峰前下方凹陷处。

简便取穴法 正坐,屈肘抬臂,大约与肩同高,以另一手中指按压肩尖下,肩前呈现凹陷处即是。

功效主治 肩髃穴具有通经活络的作用,按摩此穴可起到较好的疏经活络、通利关节的效果,可治肩臂疼痛、手背红肿及肩关节周围炎等。

穴位手法

按摩·用拇指指腹按揉肩髃穴100~200次,力度由轻至重再至轻,按摩至局部有酸胀感为宜。

刮痧·用刮痧板角部刮拭肩髃穴,力度轻柔,刮拭1~2分钟,以出痧为度。

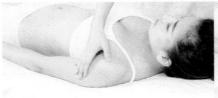
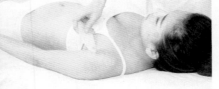

最佳穴位配伍

1. 肩髃配手三里、臂臑,具有通利关节的作用,可用于治疗痛风导致的上肢关节疼痛、屈伸不利。
2. 肩髃配肩贞、臑俞,具有通络止痛的作用,可用于治疗痛风性关节炎的上肢痹痛不适症状。

外关穴「清热解表通经络」

"**外**"指外部，"**关**"指关卡，"**外关**"指三焦经气血在此散出外，外部气血则被卡住不得入于三焦经内。

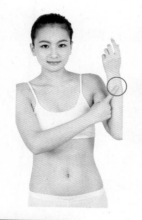

定位 外关穴位于前臂背侧，当阳池与肘尖的连线上，腕背横纹上 2 寸，尺骨与桡骨之间。

简便取穴法 手伸直，掌心向下，从腕背侧横纹处向上取三指宽，手指边缘、两个骨头之间即是。

功效主治 外关穴具有清热解表、通经活络的作用，对各类上肢运动系统疾患亦有较好的疗效，可用于痛风性关节炎属热者。

穴位手法

按摩 · 找到外关穴，用拇指指尖掐按 100~200 次，力度由轻至重再至轻，按摩至局部有酸胀感为宜，手法连贯。

刮痧 · 用刮痧板侧边从上向下刮拭外关穴 3~5 分钟，力度适中，以出痧为度。隔天一次，可舒筋活络。

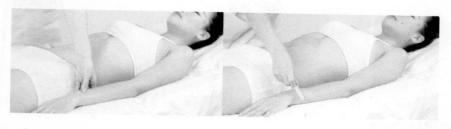

最佳穴位配伍

1. 外关配阳池、中渚，具有通经活络的作用，可用于缓解痛风手指疼痛、腕关节疼痛的症状。
2. 外关配大椎，具有清热解表、通经活络的作用，可用于缓解痛风性关节炎引起的发热及骨节疼痛。

肾俞穴「益肾助阳强筋骨」

"肾"指肾脏，"俞"指输送，"肾俞"意指肾脏的寒湿水气由此外输膀胱经。

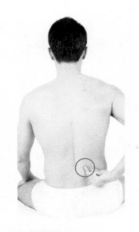

定位 肾俞穴位于腰部，当第二腰椎棘突下，旁开 1.5 寸。

简便取穴法 采用俯卧姿势，肾俞穴位于人体腰部，当第二腰椎棘突下，左右旁开 2 指宽处。

功效主治 肾俞穴具有益肾助阳的作用，可增强肾脏功能，治疗高血压、低血压、腰痛等症状，痛风患者可通过此法来缓解疼痛不适。

穴位手法

按摩·用拇指按揉肾俞穴 100~200 次，力度适中，手法连贯，按至局部有酸胀感为宜。

艾灸·点燃艾灸盒，放于肾俞穴上灸 10~15 分钟，以不灼烫为宜。

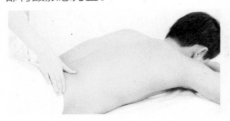
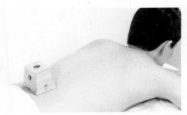

最佳穴位配伍

1. 肾俞配关元、三阴交，具有温补元阳、健运利湿的作用，能够促进水液与尿酸盐代谢，主治小便不利。
2. 肾俞配殷门、京门，具有通经活络的作用，可补益肝肾以养筋骨，从而缓解痛风引起的骨节疼痛。

风市穴「祛风除湿通经络」

"**风**"，指入侵人体的风邪。"**市**"，集市、汇聚的意思。本穴可治疗各种因风邪所致的疾患，故名"**风市**"。

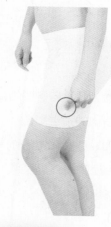

定位 风市穴位于大腿外侧的中线上，当腘横纹水平线上 7 寸。

简便取穴法 站立，双手自然垂于身体两侧，中指尖所指处即是。

功效主治 风市穴具有祛风化湿、通经活络的作用，主治半身不遂、下肢痿痹、腰腿疼痛、坐骨神经痛、头痛、偏瘫、脚气等病症。

穴位手法

按摩·用拇指指尖按揉穴位 2~3 分钟，力度由轻至重再至轻，按摩至局部有酸胀感为宜。

艾灸·用艾条温和灸灸治风市穴 5~10 分钟，皮肤微微发红、发热即可。

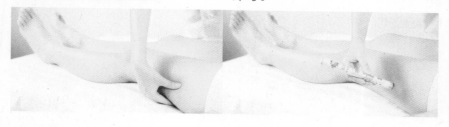

最佳穴位配伍

1. 风市配阳陵泉、悬钟，具有祛风除湿、通经络的作用，能缓解痛风性关节炎的游走性疼痛。
2. 风市配三阴交、曲池，具有清利湿热、祛风止痛的作用，能帮助缓解痛风性关节炎的骨节痹痛。

血海穴「通经活络兼利湿」

"**血**"指受热变成的红色液体，"**海**"是大之意，"**血海**"指脾经所生的气血在此大范围聚集。

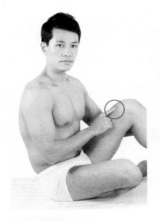

定位 血海穴位于大腿内侧，髌底内侧端上2寸，当股四头肌内侧头的隆起处。

简便取穴法 取坐位，将腿绷直，膝盖内侧凹陷地方的上方有一块隆起的肌肉，肌肉的顶端即是。

功效主治 血海穴具有调经统血、健脾化湿的作用，可以改善血液循环，缓解治疗膝盖疼痛、膝关节疼痛等不适症状，对痛风患者有益。

穴位手法

按摩·找到血海穴，用拇指指腹按揉血海穴100~200次，力度由轻至重再至轻，手法连贯，至局部有胀痛感即可。

艾灸·用艾条悬灸血海10~15分钟，以感觉温热而不灼烫为宜。

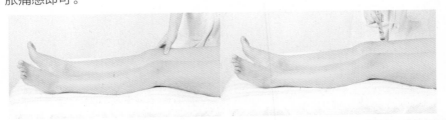

最佳穴位配伍

1. 血海配犊鼻、阴陵泉，具有舒筋活络、通利关节的作用，主治膝关节疼痛。
2. 血海配三阴交、曲池，具有疏风、清热凉血的作用，可用于缓解风热侵袭型痛风引起的游走性疼痛。

膝眼穴「活血通络利关节」

"膝"指膝部，"眼"指髌骨下方两侧的凹陷处，其形似眼窝，故称"膝眼"。

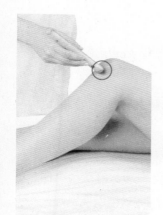

定位 膝眼穴位于膝关节髌韧带两侧之凹陷中，在内者称内膝眼，在外者称外膝眼，左右共4穴。

简便取穴法 正坐屈膝，在髌骨下方，髌韧带外侧凹陷处取穴。

功效主治 膝眼穴具有活血通络、疏利关节的作用，主治足膝疼痛、足膝发冷、腿脚肿痛、脚气、下肢麻痹等。现代多用于治疗膝关节炎。

穴位手法

按摩·用拇指指腹点按膝眼穴，力度由轻至重再至轻，手法连贯，至局部有酸胀感即可。

艾灸·点燃艾条，在膝眼穴位上方约三厘米处进行灸治，以局部微红为度。

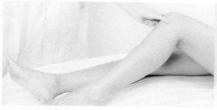
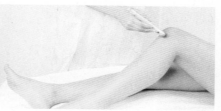

最佳穴位配伍

1. 膝眼配承山，能增加双下肢承重能力，通利关节，缓解双下肢的疼痛不适。
2. 膝眼配足三里，可补益气血、活血通络，缓解双下肢的足膝冷痛不适。

阴陵泉穴「健脾益肾利湿热」

"**阴**"指水，"**陵**"指土丘，"**泉**"指水泉穴。意指脾经地部流行的经水及脾土物质混合物在本穴聚合。

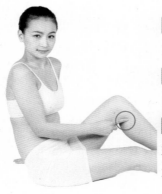

定位 阴陵泉穴位于小腿内侧，胫骨内侧髁后下方凹陷处。

简便取穴法 小腿内侧，从膝关节向下，到胫骨内侧凹陷处即是。

功效主治 阴陵泉穴具有清利湿热、健脾理气、益肾调经的作用，主治各种脾胃病、鼾症、小便不利、痛经、水肿、膝关节及周围软组织疾患等。

穴位手法

按摩·用拇指指腹按揉阴陵泉穴100~200次，力度由轻至重再至轻，按摩至局部有酸胀感为宜，手法连贯。

拔罐·用拔罐器将气罐吸附在阴陵泉穴上，留罐10分钟，以局部皮肤有酸胀痛感为佳。

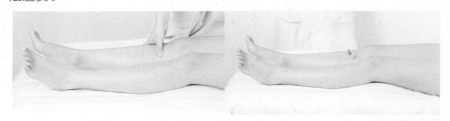

最佳穴位配伍

1. 阴陵泉配承山、委中，具有固护下焦、清利湿热的作用，能够缓解痛风性关节炎的下肢疼痛。
2. 阴陵泉配水分，具有清热利湿、利尿消肿的作用，帮助尿酸盐代谢，防治痛风的并发症，如泌尿系统结石。

委中穴「腰背腿痛求于此」

"委"指堆积，"中"指穴内气血所在为天人地三部的中部，"委中"意指膀胱经的湿热水汽在此聚集。

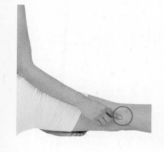

定位 委中穴位于腘横纹中点，当股二头肌腱腱与半腱肌肌腱的中间。

简便取穴法 站立，双脚微微弯曲，在膝关节后的腘窝正中即是本穴。

功效主治 委中穴具有舒筋活络、凉血解毒的作用，刺激该穴可以治腰背疼痛，对一些下肢疾病也有缓解、治疗的作用，可用于缓解痛风疼痛症状。

穴位手法

按摩·用拇指按揉委中穴 200 次，力度适中，手法连贯，以有胀痛感为宜。

拔罐·将棉球点燃后，伸入罐内马上抽出，将火罐扣在委中穴上，留罐 10 分钟。

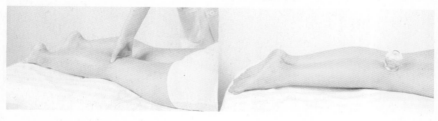

最佳穴位配伍

1. 委中配肾俞、腰阳关，具有强腰舒筋、活络止痛的作用，可用于治疗痛风腰腿疼痛、坐骨神经痛等。
2. 委中配阳陵泉、悬钟，具有补髓强筋、活血通络的作用，可用于治疗痛风日久下肢痿痹疼痛、脚弱无力等症状。

足三里穴「补益气血强腰膝」

"足"指足部，"里"指寸，因本穴位于"**外膝眼**"下 3 寸处，故称"**足三里**"。

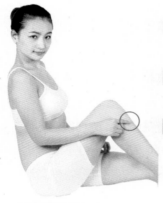

定 位 足三里穴位于小腿前外侧，当犊鼻下 3 寸，距胫骨前缘外一横指（中指）。

简便取穴法 屈膝成 90°，由外膝眼穴往下四横指，小腿两骨之间距胫骨约一横指处即是。

功效主治 足三里穴具有调理脾胃、扶正培元的作用，可增强机体免疫力、补中益气、通经活络、疏风化湿，在一定程度上能缓解痛风。

穴位手法

按摩·用拇指指腹推按 1 ~ 3 分钟，力度先由轻至重，再由重至轻，手法连贯，以穴位处有酸胀痛感为度。

拔罐·用拔罐器将气罐吸附在足三里穴上，留罐 15 分钟，以被拔罐部位充血，少量瘀血被拔出为度。

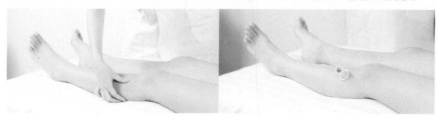

最佳穴位配伍

1. 足三里配阴陵泉、悬钟，具有清利湿热的作用，可用于缓解痛风性关节炎的脚部肿痛。
2. 足三里配三阴交、太冲，能降逆理气、化湿排浊，促进尿酸代谢，减缓痛风的疼痛不适，减少痛风石形成。

地机穴「健脾渗湿消肿痛」

"地"，脾土；"机"，机巧、巧妙。地部的脾土微粒亦随雨水的流行而运化人体各部，脾土物质的运行十分巧妙，故名"地机"。

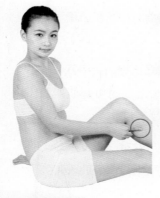

定位 地机穴位于小腿内侧，在胫骨后缘与腓肠肌的交点下 3 寸处，胫骨内侧缘后际。

简便取穴法 内踝尖与阴陵泉穴的连线上，阴陵泉穴下 3 寸即是。

功效主治 地机穴具有健脾渗湿、调经止带的作用，可用于治疗痛风并发糖尿病、腹泻、水肿、小便不利、食欲不振。

穴位手法

按摩·用拇指指腹按揉地机穴 100~200 次，力度由轻至重再至轻，至局部有胀痛感即可。

刮痧·用刮痧板的 1/3 边缘接触皮肤，以面刮法从上而下刮拭地机穴，力度微重，以出痧为度。

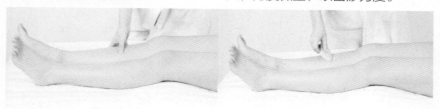

最佳穴位配伍

1. 地机配肾俞、中极，具有温阳健脾、利水消肿的作用，可帮助水液代谢，使滞留在体内多余的尿酸盐排出。
2. 地机配血海，具有活血化瘀的作用，可用于瘀血阻滞导致的骨节痹痛，缓解脉络瘀阻型痛风症状。

承山穴「舒经活络止痹痛」

"承"指承托，"山"指土石之大堆，此穴意指随膀胱经经水下行的脾土微粒在此固化。

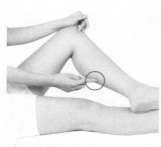

定位 伸直小腿或足跟上提时腓肠肌肌腹下出现尖角凹陷处。

简便取穴法 位于小腿后面正中，委中穴与昆仑穴之间，当伸直小腿或足跟上提时腓肠肌肌腹下出现尖角的凹陷处。

功效主治 承山穴具有理气止痛、舒筋活络的作用，可治疗下肢水肿、脾虚湿困、痛风等病症。

穴位手法

按摩·找到承山穴，用拇指按揉或弹拨承山穴100~200次，力度适中，由轻至重再至轻，手法连贯。

艾灸·用艾条温和灸法灸治承山穴10分钟，以感觉温热舒适为宜。

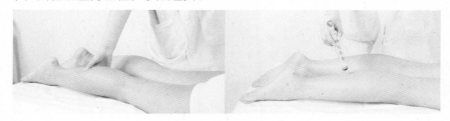

最佳穴位配伍

1. 承山配环跳、委中，具有舒筋活络、理气止痛的作用，可用于缓解痛风日久引致的下肢痿痹。
2. 承山配委中、足三里，具有益气补血、活络止痛的作用，能缓解痛风引起的小腿肿痛。

昆仑穴「舒筋活络兼清热」

"昆仑"形容广漠无垠。膀胱经的寒湿之气在此吸热上行，穴内的各个层次都有气血物质存在，如广漠无垠之状。

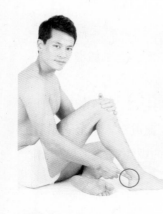

定位 昆仑穴位于外踝后方，当外踝尖与跟腱之间的凹陷处。

简便取穴法 正坐垂足着地，外踝尖与跟腱之间的凹陷处即是。

功效主治 昆仑穴具有安神清热、舒筋活络的作用，可缓解由痛风引起的疼痛、水肿等不良症状。

穴位手法

按摩·用拇指指腹按揉昆仑穴100 ~ 200 次，力度适中，手法连贯，按揉至局部有胀痛感为宜。

拔罐·用拔罐器将气罐吸附在昆仑穴上，留罐 15 分钟。

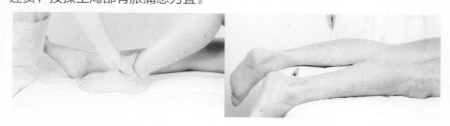

最佳穴位配伍

1. 昆仑配风市、阳陵泉，具有清热利湿、舒筋活络止痛的作用，能用于缓解痛风引致的下肢痿痹。
2. 昆仑配膝阳关、后溪，具有舒筋活血通络的作用，能缓解痛风日久的下肢脚软无力、疼痛不适。

太溪穴「滋阴益肾强腰膝」

"太"乃大，"溪"乃溪流，"太溪"指肾经水液在此形成较大的溪水。

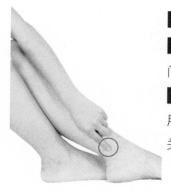

定位 位于足内侧部，内踝尖与跟腱之间凹陷处。

简便取穴法 找到内踝尖和足踝后部肌腱，其之间的凹陷处即是。

功效主治 太溪穴具有滋阴益肾、壮阳强腰的作用，按摩此穴可清热滋阴、促进毒素排泄，缓解关节炎、风湿痛、腰脊痛、内踝肿痛等症状。

穴位手法

按摩 · 用手掌掌面紧贴脚踝部，用拇指指腹点按太溪穴，力度先由轻至重再至轻，以穴位处有酸胀痛感为度。操作时避免指甲掐破皮肤。

艾灸 · 用艾条温和灸法灸治太溪穴10~15分钟，以达到受灸者能忍受的最大热度为佳。

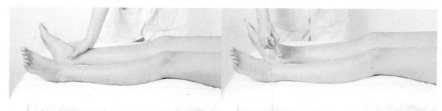

最佳穴位配伍

1. 太溪配昆仑、申脉，具有补阳益气、通利水湿的作用，缓解寒湿型痛风性关节炎的骨性疼痛。
2. 太溪配丘墟、三阴交，能疏肝利胆、通经活络，减轻痛风的骨节疼痛，预防痛风的并发症，如胆结石、肾结石等。

丰隆穴「祛痰化湿助代谢」

"丰"乃大，"隆"指盛，"丰隆"属胃经的"络"穴，从此别走脾经，该穴处肌肉丰满隆盛。

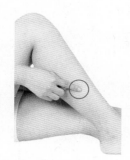

定位 丰隆穴位于小腿前外侧，当外踝尖上8寸，条口外，距胫骨前缘二横指（中指）。

简便取穴法 正坐或仰卧，在条口穴后方一横指取穴，约当犊鼻与解溪的中点处。

功效主治 丰隆穴具有健脾化湿、和胃降逆的作用，可行气活血、健脾祛湿，能治疗胸闷、下肢水肿等病症，有助于缓解痛风患者的不适。

穴位手法

按摩 · 用拇指指腹点按丰隆穴3~5分钟，力度适中，手法连贯，至局部有酸胀感即可。

拔罐 · 用拔罐器将气罐吸拔在丰隆穴上，留罐15分钟，以被拔罐部位充血，并有少量瘀血被拔出为度。

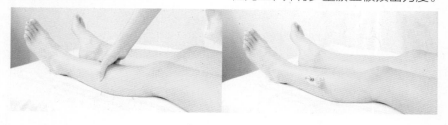

最佳穴位配伍

1. 丰隆配脾俞，具有健脾渗湿、祛痰化浊的作用，可帮助通经活络，缓解四肢不收或四肢肿痛不可屈伸。
2. 丰隆配复溜，具有健脾补肾、温阳利水的作用，可用于治疗痛风风逆，四肢肿痛。

筑宾穴「缓解下肢肌无力」

"筑"，通祝，庆祝。"宾"，宾客。足三阴经气血混合重组后的水汽由此交于肾经后为肾经所吸纳，受此气血如待宾客，故名"筑宾"。

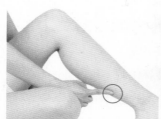

定位 筑宾穴位于小腿内侧，当太溪与阴谷的连线上，太溪上5寸，腓肠肌肌腹的内下方。

简便取穴法 找到太溪穴与阴谷穴，在其连线上，取太溪穴上5寸处。

功效主治 筑宾穴具有调理下焦、宁心安神的作用，刺激筑宾穴能缓解痛风引起的脚弱无力、腿脚疼痛等。现代研究又言其能散热降温，可治疗痛风性关节炎引起的发热。

穴位手法

按摩·用拇指指尖由轻至重按揉筑宾穴2~3分钟，手法连贯，以穴位有酸胀感为度。

刮痧·用刮痧板刮拭筑宾穴5~10分钟，力度由轻至重再至轻，刮至局部皮肤潮红出痧即可。

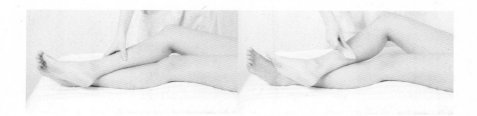

最佳穴位配伍

1. 筑宾配膀胱俞、三阴交，能调理下焦，清热利湿，主治尿赤尿痛、小便不利，可帮助尿酸盐排出。
2. 筑宾配承山、合阳、阳陵泉，能治小腿痿、痹、瘫，可治下肢屈伸不利，缓解痛风日久腿脚不利的症状。

复溜穴「补肾温阳可利水」

"复"，再。"溜"，悄悄地散失。照海穴传输来的寒湿水汽，上行至本穴后再次吸收天部之热蒸升，气血的散失如溜走一般，故名"复溜"。

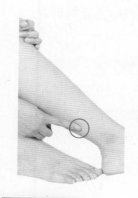

定位 复溜穴位于小腿内侧，太溪穴直上 2 寸，跟腱的前方。

简便取穴法 足内踝尖与跟腱后缘之间中点向上约三横指处。

功效主治 复溜穴有补肾滋阴、利水消肿的作用，可用于痛风属湿邪为病者，且能减少尿酸盐在人体内的堆积，减少痛风发作次数。

穴位手法

按摩·找到复溜穴，用拇指指腹按揉复溜穴 100~200 次，力度由轻至重再至轻，每天坚持。

刮痧·用面刮法刮拭复溜穴，力度适中，手法连贯，以局部皮肤出痧为度。隔天一次，长期坚持。

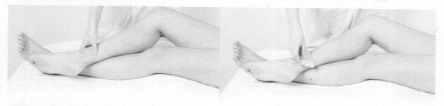

最佳穴位配伍

1. 复溜配昆仑、委中、承山，具有温阳利水、强健腰膝的作用，能缓解痛风下肢肿痛不适的症状。
2. 复溜配丰隆、大都，具有利水消肿、温阳散寒止痛的作用，可用于缓解痛风的风逆四肢肿痛。

三阴交穴「补益脾肾强筋骨」

"**三阴**",指足部三条阴经,即肝经、脾经和肾经,本穴是三阴交会的地方,故称"**三阴交**"。

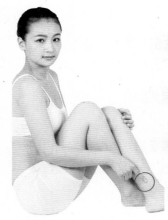

定位 三阴交穴位于小腿内侧,当足内踝尖上 3 寸,胫骨内侧缘后方。

简便取穴法 内踝尖向上,取手指 4 指幅宽,按压有一骨头为胫骨,胫骨后缘靠近凹陷处即是。

功效主治 三阴交穴具有健脾胃、益肝肾、调经的作用,可治疗痛风并发症,如痛风并发高血压、糖尿病、冠心病等。

穴位手法

按摩·找到三阴交穴,用拇指指腹按揉 100~200 次,力度适中,手法连贯,揉至局部有胀麻感为宜。

艾灸·用艾条温和灸法灸治三阴交穴 10~15 分钟,以达到受灸者能忍受的最大热度为佳。

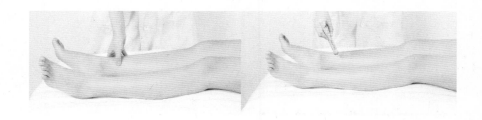

最佳穴位配伍

1. 三阴交配中脘、内关,具有活血化瘀、通络止痛的作用,可用于缓解筋脉痹阻疼痛。
2. 三阴交配阴陵泉、膀胱俞,具有清热利湿、利尿通淋的作用,可帮助尿酸盐结晶排出。

太冲穴「平肝理血利下焦」

"**太**"，大也；"**冲**"，指冲射之状。"**太冲**"意指肝经的水湿风气在此向上冲行。

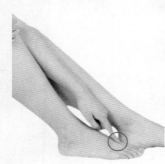

定位 太冲穴位于足背部第一、二跖骨间隙的后方凹陷处。

简便取穴法 第一、第二跖骨间隙的后方，触及动脉搏动处即是。

功效主治 太冲穴具有平肝理血、清利下焦的作用，按压太冲穴可以消除肝热，促进尿酸排出，从而缓解痛风引起的疼痛。

穴位手法

按摩·用拇指指尖掐按太冲穴3~5次，力度适中，手法连贯，至局部有酸胀感为宜。

艾灸·用艾条雀啄灸法灸治太冲穴10~15分钟，以出现明显的循经感传现象为佳。

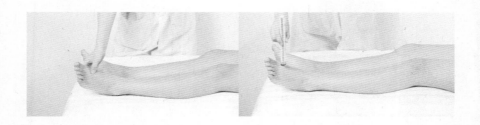

最佳穴位配伍

1. 太冲配足三里、中封，具有补血柔肝、舒筋活络的作用，可用于痛风行步艰难的症状。
2. 太冲配合谷，具有平肝息风、镇静安神的作用，主治痛风之关节痹痛和高血压之头痛眩晕。

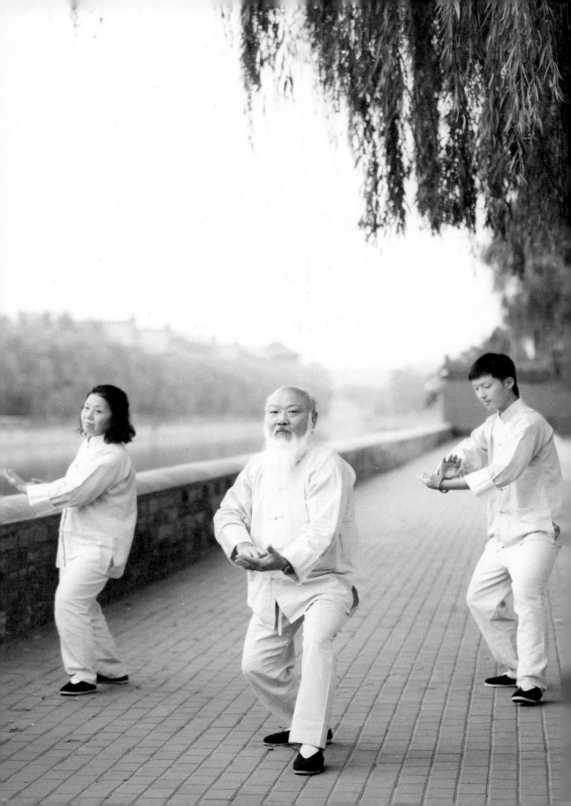

Part 8

生活防护，
运动锻炼不能少

　　"冰冻三尺，非一日之寒"，痛风疾病并不是某一天暴饮暴食、毫无运动等原因引起的，而是由日常生活中种种不良习惯的累积导致的，痛风痛不堪言，因此我们平时就应该多多注意，养成合理饮食、适量运动、戒烟限酒、保持心情愉悦的良好生活习惯。本章介绍了一些有效预防痛风的运动，动一动，远离痛风效果好。

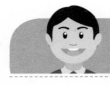

养成健康的生活方式

中医讲究养生之道应顺应阴阳，饮食要有节制，作息要有规律，精力不可随意透支，这样才能养身又养神，活到一百岁。但是，大多数人都不能合理安排起居作息，养成良好的生活方式，总是随心所欲、任性妄为，这也就使得病痛找上门来。

✚ 作息规律

对于痛风患者而言，"按时作息，规律生活"尤为重要。例如：中医提倡睡好"子午觉"，即在晚上 11 时至凌晨 1 时、中午 11 时至下午 1 时这两个时间段要好好休息，从而保胆、护肝、养心。以下为您提供一份人体经络工作时间表，让您清楚地知道何时做何事，从而按时作息、养好精气神。

时间	建议
凌晨 1:00~3:00	丑时是肝经值班，肝经可解毒造血。此时应愉快入眠，不可熬夜。
清晨 3:00~5:00	寅时是肺经值班，此时是中医号脉最佳时间。
早上 5:00~7:00	卯时是大肠经值班，此时最适宜早起排便。
早上 7:00~9:00	辰时是胃经值班，此时是吃早餐的最佳时间。
中午 11:00~ 下午 1:00	午时是心经值班，此时适宜吃午饭、睡午觉、养阳气。
下午 1:00~3:00	未时是小肠经值班，此时是小肠吸收营养的时刻，应多喝水。
下午 3:00~5:00	申时是膀胱经值班，此时要多喝水来排尿。
下午 5:00~7:00	酉时是肾经值班，此时适宜喝杯水，稍事休息，不宜过劳。
晚上 7:00~9:00	戌时是心包经值班，晚餐不宜丰盛，可散步，然后准备入睡。
晚上 9:00~11:00	亥时是三焦经值班，此时应睡觉休息，但睡前不宜多喝水。
深夜 11:00~1:00	子时是胆经值班，此时应熟睡休养，不宜熬夜。

✚ 戒烟限酒

有句话是这么说的："七情伤身，六欲害人。"所以痛风患者除了要按时作息、四季养生外，还要懂得控制自己的食欲，不可暴饮暴食。

为了治疗痛风，痛风患者要戒烟限酒、控制饮食、禁止剧烈运动，但这并不简单，要求痛风患者有极大的毅力。每逢节假日，大家都会放开肚皮吃喝、放松警惕玩乐，如果痛风患者在这时不能控制好自己的欲望，放任自己吃喝玩乐，那就会使痛风急性发作，从而出现关节剧烈疼痛、红肿、发热的情况，这会让痛风患者痛苦不已。因此，痛风患者为了自己的健康，需要学会节制生活，不可任性妄为。

✚ 放松心情

中医认为"喜伤心、怒伤肝、忧伤肺、思伤脾、恐伤肾"，所以不学会稳定自我情绪，老是情绪激动，就可能伤身。现代医学研究也认为，人体健康是会受情绪所影响的。对于痛风患者来说，不良情绪的爆发会使其体内某些激素升高，从而诱发或加重痛风及其并发症，因此痛风患者要学会自我调节心情。

掌握病情，放松心情

患者要对自己的疾病有一定的认知，不要由于不了解疾病就盲目恐惧。患者应放松心情，消除紧张，掌握一些痛风疾病的常识，对预防痛风复发有很大的帮助。患者积极调整心态，有利于痛风症状的缓解和痛风并发症的预防。

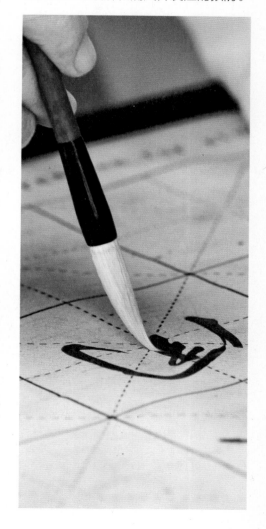

培养广泛的兴趣爱好

痛风患者应培养广泛的兴趣爱好，在陶冶性情的同时，也有益于身心健康。如读书吟诗、郊游览胜等活动，能够怡情悦性。另外，种花、养鱼、垂钓、摄影等，也是不错的选择。音乐、文学、艺术也是愉悦人的良方，痛风患者可根据自己的情况，选择适合自己的活动，坚持下去，会使生活充实起来，乐在其中，可避免终日在疾病的阴影下生活。

多与人交流

在自己的烦恼通过自我安慰还不能减轻的时候，就应当及时吐露，与人交谈，听取别人的劝慰，以消除心中的烦恼。与人交谈后，虽然不一定能帮助解决问题，但能使压力有一个宣泄的通道，以免不良情绪积压而造成更加严重的后果。

坚定信念，树立信心

信念来自知识和科学，乐观来自对美好生活和理想的追求。树立战胜疾病的信心，其前提是建立对痛风的正确认识，并相信痛风是可以治疗和控制的。

寻找生活中的欢乐

中国有句俗话："笑一笑，十年少；愁一愁，白了头。"欢乐就是健康。从心理学的角度看，快乐与愤怒、悲哀、恐惧等情绪体验一样，是人最基本最原始的情绪，快乐实际是人在需求得到满足时的情绪体验，对生活持肯定态度，心情才会轻松愉悦，身心才能更加健康。

✚ 生命在于运动

适当运动可以放松痛风患者的心情，增强痛风患者战胜病痛的信心，避免痛风患者因限制饮食而郁郁寡欢或是沉浸在病痛中无法自拔。为自己制订一个健身计划，长期有效地执行它，那么，痛风患者所能得到的好处将不仅仅是促进新陈代谢、改善血液循环、增强心肺功能和降低血压，还可减轻自身病痛、有效防治痛风。

不过，需要注意的是，痛风患者在病发时就不要运动了，应该卧床休息，等休养好身体后再进行锻炼。

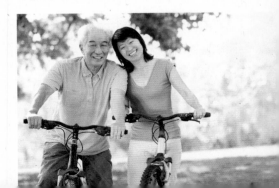

✚四季养生

中医有句话叫"虚邪贼风，避之有时"，意思是要依据季节气候的变化来谨慎躲避这些病邪。这是因为随着四季气候的变化，人体的生理功能也会随之变化，这个时候只有顺应变化，懂得顺应"春生、夏长、秋收、冬藏"这个自然规律，方能收获养生之效。

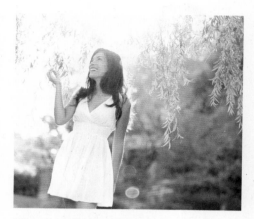

春季宜养肝。痛风患者因长期服用药物而伤肝，因此，痛风患者应在此时节通过早睡早起、披发缓行、放松自我、多喝粥、少吃辛辣食物等方式来养肝。此外，春天还是万物生发的季节，此时不仅流行各种传染病，还易使旧病复发。痛风患者的血尿酸较高且自身抵抗力较弱，加上可能并发心脑血管等疾病，所以痛风患者在春季容易感染疾病。为了治疗痛风和预防其他疾病，痛风患者在春季应讲究个人卫生、注意保暖、多吃蔬果、忌烟禁酒，还应少吃高嘌呤、高胆固醇或是高酸性的食物，从而避免加重痛风症状。

夏季虽然炎热，但并不提倡痛风患者吹空调、喝冷饮或是洗冷水澡，否则会加重病情。痛风患者的抗病能力本来就不强，若是一直待在室内吹空调，容易因室内空气流通较差而感冒，更严重

的还会因局部关节受寒而诱发痛风性关节炎急性发作。健康的人洗冷水澡能增强耐寒抗冻的能力，但痛风患者应避免洗冷水澡。

秋季是由夏入冬的过渡季节，天气转凉易引发痛风，所以痛风患者在秋季应多注意保暖、多补充水分、多吃蔬果、多锻炼身体。锻炼身体不仅强身健体，还能使心情愉悦，这对治疗痛风和预防痛风复发是很有益处的。

冬季寒冷，痛风患者由于自身产热不足、抗寒能力不强，所以应注意保暖，避免因手脚受凉而使痛风性关节炎急性发作。此外，痛风发作时一定要及时治疗，否则会使痛风反复发作，加重痛风患者的痛苦。痛风患者在冬季不仅要静神少虑、避免食用高嘌呤食物，还要记得定期体检，监测体内尿酸水平。

运动锻炼有效防治痛风

运动能使身体关节保持润滑和灵活，进而缓解关节和肌肉疼痛；运动还能促进人体的新陈代谢，使脂肪组织里的游离脂肪酸被消耗，从而使血尿酸逐渐下降，并能增强人体的体质，提高免疫力，对防治痛风十分有帮助。

✚ 选择有氧运动

运动分为有氧运动和无氧运动两种。有氧运动是指在运动过程中，通过有效吸入氧气而产生热能的运动，其特点是持续时间长，不易疲劳，能消耗多余的脂肪，如散步、慢跑、游泳、骑自行车、练太极拳等。

而无氧运动则是短时间、高强度的运动，如跳高、100米跑、俯卧撑、快速仰卧起坐等，其主要是消耗糖类，而不是脂肪，而且在进行无氧运动的时候，肌肉中三磷酸腺苷分解，使得血尿酸、血乳酸增高，并抑制肾脏对尿酸的排泄，因此痛风患者应避免进行无氧运动，应选择有氧运动促进代谢。

✚ 选择合适的运动方式

要方便自己，如果你喜欢游泳，而泳池又离家很远，那么游泳就不太适宜作为锻炼方式。家附近有公园的话，可选择缓步跑。总之一定要方便，否则不必考虑。要节省时间，因为我们工作的时间长，做运动用的时间很有限，所以一定要选择省时的运动。游泳、划艇及健康舞等都需要较长的时间，平时未必有足够的时间享受这种运动。

最好能全天候，无论冬天、夏天，晴天、雨天都可以进行的运动最为划算，不要留机会给自己制造借口，只要停止惯了，人就自然有惰性，"动者常动，静者常静"就是这个道理。

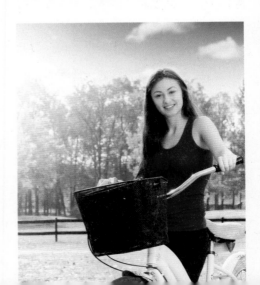

✚ 游泳

游泳的种类有很多，常见的有自由泳、蛙泳、仰泳、蝶泳，各自有不同的运动姿势和动作。

自由泳： 人体俯卧水中，头肩稍高于水面，游进时躯干绕身体纵轴适当左右滚动，两臂轮流划水推动身体前进。手入水后划水路线呈 S 形，呼吸与划水动作协调。自由泳一般每划水 2 次，打水 6 次，呼吸 1 次。

蛙泳： 一种模仿青蛙游泳动作的游泳姿势，蛙泳是手的动作先于腿的动作。

仰泳： 仰泳是身体仰卧游进，用交替划水和交替踢水配合，臂腿动作无规则限制。

蝶泳： 蝶泳是身体俯卧水中，靠两臂强而有力的划水和腿的打水动作推动身体前进，身体姿势不固定。

游泳对痛风的好处

游泳是运动强度较大的运动，其对骨骼、关节都有锻炼；游泳能够调动全身骨骼、关节和肌肉的活动，进而改善关节的灵活性，提高关节的柔韧性，同时还可减少尿酸的沉积，起到预防和治疗痛风的作用，特别适合年轻的痛风患者。

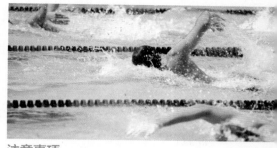

注意事项

❶ 参加强体力劳动或剧烈运动后，不要立即游泳，特别是在满身大汗、浑身发热的情况下，不可以立即下水，否则容易引起抽筋、感冒等。

❷ 身体不适或虚弱者不宜游泳。

❸ 忌饭前饭后游泳。空腹游泳会影响食欲和消化功能，会在游泳中发生头昏乏力等意外情况；饱腹游泳亦会影响消化功能，容易引起胃痉挛，甚至呕吐、腹痛现象。

❹ 入水之前最好先体验一下水温，水温过低或者过高时不要急于下水。因为水温对血液循环、心脏、血压、呼吸、新陈代谢、人体肌肉都有影响。

❺ 游泳前，最好先在岸上做一些适当的准备活动，热身 10~15 分钟，活动关节以及各部位肌肉，以免突然的运动对关节和肌肉不利。

❻ 游泳时经常会发生抽筋，发生抽筋时一定要保持镇静，尽快地游上岸，等身体恢复正常后再下水。

✚ 瑜伽

屈趾屈踝旋踝

取舒适坐姿，两腿向前，自然伸直，双手置于臀部两侧的地面上，全身放松，自然呼吸。

屈趾： 两臂撑住地面，自然伸直，上身向后倾。两脚保持伸直状态，将脚趾向前和向后扭动，双脚同时进行。重复练习此动作 15 次。恢复预备姿势，休息 1~2 分钟。

屈踝、旋踝： 两臂撑住地面，自然伸直，上身向后倾。以踝关节为支点，以适当力度向前、后方向扭动双脚，练习此动作 15 次。两脚顺时针方向旋转；然后两脚逆时针方向旋转；接着左脚顺时针方向、右脚逆时针方向旋转；最后右脚顺时针方向、左脚逆时针方向旋转。此组动作重复 15 次。

勾脚抬腿式

取舒适坐姿，双腿并拢向前伸直，手臂自然放在身体两侧；上半身略向后倾，双手在身后扶地，双脚尖往回勾，脚跟抬离地面；右腿伸直，慢慢尽量向上抬起，左脚脚跟保持离地状态，自然

呼吸，保持这个姿势 5~10 秒钟，然后慢慢放下双腿，换另一条腿重复练习 10 次。

瑜伽对痛风的好处

瑜伽不仅可以活动身体，还能调节情绪，并有效预防痛风发作。一般尿酸盐结晶会沉积在关键软骨处，所以痛风多发作于足部，最常累及第一跖趾关节。适当的足部运动，能够起到活动关节、增加关节处血流量、减少尿酸盐结晶沉积在关节的作用。

注意事项

1 急性发作期的痛风患者不宜做瑜伽运动，以免加重病情。
2 选择赤脚练习，宜穿着柔软舒适的服装。
3 膝盖部位练习时动作宜慢、柔，因为膝关节很脆弱，避免因伸展过度导致损伤。
4 可以选择清晨、中午或是晚上进行练习，最好饭后 2~4 小时空腹练习。选择通风、安静、优美的环境，若条件允许，室外练习效果更佳。

✚ 散步

散步前做到身心放松，呼吸均匀。散步时肩放平、背伸直，抬头挺胸，眼睛看前方，手臂自然摆动，手脚合拍。每次散步以 10~30 分钟为宜，每天 1~2 次。根据散步的频率、时间和运动量的不同，可以将散步分为以下两种。

一是普通散步法：每分钟 60~90 步的速度进行，每次先走 15 分钟，等身体适应后再适当增加。

二是快速散步法：每分钟 90 步以上，每小时步行 5000~7000 米，先走 2000 米左右，待身体适应后，可有计划地调整运动时间和速度。对运动量需求较大的患者，在散步的同时，还可摆臂扩胸、揉摸胸腹、捶打腰背和负重等。

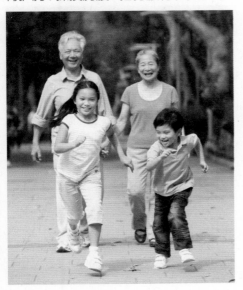

痛风患者应根据自己的身体特征和状况，选择适合自己的散步方式，如重型关节炎患者适合采用普通散步法，慢性关节炎患者较适合快速散步法。

散步对痛风的好处

散步能增加能量的消耗，减少脂肪堆积，减轻体重，预防肥胖，降低痛风的患病风险；散步能促进机体的新陈代谢，降低血液中尿酸含量，对痛风治疗有利；散步能使人精神愉悦，起到镇静宁神的作用，有助于增强治疗效果；散步还能保持骨骼健康、预防心血管疾病。

注意事项

1. 控制散步的运动量，切不可过度。过度的体力消耗会使体内乳酸增加，从而抑制肾脏排泄尿酸，引起血液中尿酸升高，甚至引起痛风性关节炎发作。

2. 痛风发作时应停止运动，即使是轻微的关节炎发作也应暂时中止运动。

3. 饭后不能马上散步，至少要半个小时以后再进行。在秋冬季节，气温较低时，散步时间不宜过早。

4. 散步场所的选择。应以人少、树木较多、安静、清洁之处为宜，如公园、田野、河畔、湖旁等。

➕慢跑

慢跑，亦称为缓步、缓跑或缓步跑，是一种中等强度的有氧运动。

跑步时，腿部动作应该放松。一条腿后蹬时，另一条腿屈膝前摆，小腿自然放松，依靠大腿的前摆动作，带动髋部向前上方摆出。以脚跟先着地，然后迅速过渡到全脚掌着地。不能以全脚掌着地的方式跑步，长此以往易引发胫骨骨膜炎。跑步时自然摆臂也很重要。正确的摆臂姿势可以起到维持身体平衡、协调步频的作用。摆臂时肩部要放松，两臂各弯曲约成90°，两手半握拳，自然摆动，前摆时稍向内，后摆时稍向外。

呼吸要深长、缓慢而有节奏，可以两步一呼、两步一吸，也可以三步一呼、三步一吸，宜用腹部深呼吸，吸气时鼓腹，呼气时收腹。要保持均匀的速度，以主观上不觉得难受、不喘粗气、不面红耳赤、能边跑边说话的轻松感觉为宜。

慢跑对痛风的好处

慢跑可提高各关节的强度，韧带的柔软度；并增加骨骼的强度、密度，能有效改善痛风患者的关节疼痛。

跑步可以改善全身血液循环，由于其对膝盖作用很大，虽然，刚开始跑的时候，有的人可能会觉得膝盖很痛，但随着循序渐进的累积和力量的练习，膝盖都能够变得越来越结实。

注意事项

❶ 穿着注意。慢跑需要穿着宽松舒适的衣服，再选一双好的慢跑鞋，典型的跑鞋重量要轻、要软，但是鞋底又要经得起反复的撞击才行，鞋子最好具有减震功效，否则很容易损伤膝关节，造成不可逆的伤害。

❷ 强度应遵循循序渐进原则。起初可以少跑一些，或隔一天跑一次，经过一段时间的锻炼后，再逐渐增加至每天跑 3000~4000 米，每星期增量为上周跑量的 5%~10%。

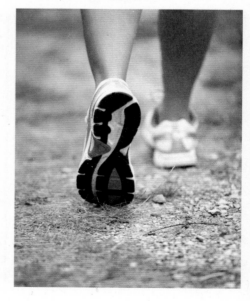

✚ 关节操

指关节操：握拳与手指平伸交替运动，握拳时可以紧握铅笔或粗一点的棍棒，平伸时可将两手用力合掌。

腕关节操：两手掌心相对，即合掌，反复交替用力向一侧屈伸，也可紧握哑铃做手腕屈伸运动。

肘关节操：手掌向上，两臂向前平举，迅速握拳及弯曲肘部，努力使拳抵肩，再迅速伸掌和伸肘，反复进行多次，然后两臂侧平举，握拳和屈肘重复进行。

肩关节操：一臂由前方从颈伸向背部，手指触背，同时，另一臂从侧方（腋下）伸向背部，手指触背，尽量使双手手指在背部接触，每天多次练习。

踝关节操：坐在凳子上，踝关节分别做屈伸及两侧旋转运动。

膝关节操：下蹲运动与向前抬腿运动，每回重复活动10~15次，每天2~3回。

关节操对痛风的好处

关节操是一种简单有效的运动，可以针对痛风的关节做相应的运动，既能加强关节部位的新陈代谢，改善血液循环，减少尿酸盐的沉积，还有助于预防痛风性关节炎的发作。且对于手指关节痛风的患者而言，平时经常做一些手指

关节操非常有益。

除此之外，还可结合身体其他的关节部位，同时多部位配合进行。但需要注意的是，关节操是一项需长期坚持的运动，只有这样，才能达到缓解关节疼痛和预防痛风的目的。同时，对于痛风关节炎严重的患者，应以医生治疗为主，单纯的关节操不能替代治疗。

注意事项

❶ 选择适宜运动的衣服和鞋子，条件允许的情况下，可脱掉鞋子进行。由于活动部位在关节，身体需要伸屈，所以应以舒适的衣物为宜。

❷ 运动前，应熟悉身体的各关节部位，做到准确活动关节，达到运动缓解疼痛的效果。

❸ 关节操应以舒展适度为度，切忌用力过猛，造成关节扭伤。

✚ 练太极拳

练太极拳最好在每日黎明或傍晚。早晨空气新鲜，环境安静，而且可以使人体从睡眠的抑制状态进入到积极的活动状态，给一天的工作做好精神上的、身体上的准备。

每个人的身体情况不同，所能承受的运动强度也不同。身体最知道自己的极限在哪里，如果您锻炼结束，尚有余力，不影响胃口，不影响休息，第二天起床时精力充沛，说明您的锻炼是可持续的。初练时，会有腿抖的现象，是腿部力量不够导致的，这时可以适当坚持。这个阶段难免会有肌肉酸痛，但无大碍。

练太极拳对痛风的好处

太极拳缓柔的特点使血液能够流向各处，从而得到物质和能量的交换，改善体内的循环。俗话说"痛则不通，通则不痛"，使一些不通之处畅通，这样痛风患者的疼痛就能得到缓解或消除。

太极拳的奥秘在于"一动无不动"的身体活动，能给各组织器官一定强度和量的刺激，激发和促进身体在生理、生化和形态结构上发生一系列适应性变化，使体质朝着增强的方向转化和发展，能推迟身体各组织器官结构和功能上的退行性变化，起到防治痛风的作用。

太极拳运动中，腰部的旋转，四肢的屈伸所构成的缠绕运动会对全身300多个穴位产生不同的牵拉、伸展作用，这相当于一种自我按摩。

注意事项

❶ 动作姿势要正确。太极拳动作姿势的基本要求是虚灵顶劲、含胸拔背、松腰敛臀、沉肩坠肘、舒指坐腕、尾闾中正。在练习的时候如果动作不规范，就不仅会影响您的发挥，还会影响体悟内在的感觉。

❷ 运动量坚持循序渐进。太极拳极为关键的是体悟，贪快贪多对体悟是不利的。

❸ 务必全过程保持松静自然，姿势端正。适当速度练习并学会动作后，当放慢，在松静和缓中体悟动作过程内在的感觉，体会用意不用力。

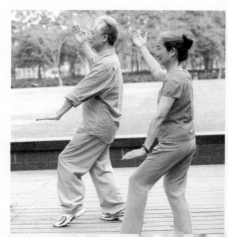